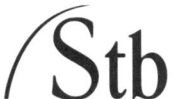

Der Autor
Michael Waida, geboren 1985, beschäftigt sich seit seiner frühen Jugend intensiv mit östlichen Weisheitslehren, Philosophie und Psychologie. Der spirituelle Weg des Menschen, zu dem auch eine erfüllte Sexualität gehört, ist das zentrale Thema seines Lebens. Nach einem Studium der Religionswissenschaft studiert er gegenwärtig Psychologie und Bildungswissenschaften. Er lebt und arbeitet in Berlin.

Besuchen Sie den Autor auf seiner Website:
www.wasdubist.de

Das Buch
Durch eine erfüllte Sexualität und eine befreite Sinnlichkeit lassen sich Lebensfreude und Glück steigern. Ob allein oder in der Partnerschaft – eine verdrängte Sexualität macht unglücklich und deprimiert. Liebe und Sex als untrennbares Ganzes anzusehen, ist der Schlüssel zu Lebenslust und die Basis der spirituellen Entwicklung. Durch zahlreiche praktische Hinweise und Übungen kann der Leser seine sinnliche Seite erwecken und dabei lernen, mit schwierigen Emotionen wie Eifersucht, Wut oder Angst umzugehen. Die direkte und lockere Form des Buches bringt dem Leser die energetische und spirituelle Seite seiner Sexualität näher.

Michael Waida

Heilender Sex
Befreie deine göttliche Lust!

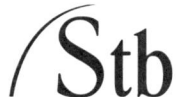

Originalausgabe

© 2009 Schirner Verlag, Darmstadt

Alle Rechte der Verbreitung, auch durch Funk,
Fernsehen und sonstige Kommunikationsmittel,
fotomechanische oder vertonte Wiedergabe
sowie des auszugsweisen Nachdrucks vorbehalten

ISBN 978-3-89767-662-6

1. Auflage 2009

Umschlag: Murat Karaçay unter Verwendung des Bildes
4491221 von cede, www. fotolia.de
Redaktion: Beate Christmann
Satz: Katja Hiller
Printed by: Reyhani Druck & Verlag, Darmstadt,
Germany

www.schirner.com

Inhalt

Vorwort..9
Eine Einführung 11

**Sex und die Heilung
der Emotionen...17**
Die Freude an Erregung...17
Sich mit Verlustängsten konfrontieren 20
Das Prinzip des Fremdgehens..............................24
Umwandlung von emotionalen Schmerzen........27
Sexuelle Hingabe..29
Wut, Angst und Depression 32
Weibliche Lust 33
Stolz, Selbstwertgefühl und Alleinsein...............35

**Eigenliebe und Selbstakzeptanz –
die Basis sexueller Entfaltung 39**
Wer sind Sie wirklich?...40
Minderwertigkeitskomplexe 40
Rollenmuster...43
Selbstverständnis 46
Die Vergangenheit entrümpeln............................48
Perfektionismus und Idealprojektionen 50
Sich selbst lieben 52

**Achtsamkeit, Ekstase und Erdung –
meditative Sexualität..55**
Achtsame Sexualität 55
Sex und spirituelle Entwicklung..........................56
Subtiler Sex und die Freuden des Körpers..........58
Tantra 60

Erdung und Orgasmusfähigkeit............................62
Männliche Ejakulation...65
Sexuelle Ekstase..66
Die spirituellen Aspekte des Teilens 68
Meditative Vorbereitung..68

Partnerschaft – erfüllte Liebe zu zweit 71
Erfüllte Zweisamkeit 71
Gemeinsame Wege und Loyalität.........................73
Fabelhafte Inspirationen 76
Meditation als Ritual 76
Weibliche und männliche
Wunschvorstellungen...77
Das »richtige« Verhalten beim Sex 81

Freiheit, Verwahrlosung, Enthaltsamkeit – Sex in der Gesellschaft 83
Egoistischer Sex..83
Das Dilemma der Lieblosigkeit.............................84
Sexualität als Konsumgut 87
Sinnlichkeit üben..89
Homosexualität 91
Sex und Kirche..93
Enthaltsamkeit oder Freizügigkeit 93
Die 68er...95
Neue Wege der Integration....................................97

Scham und Ekel – sexuelle Verdrängung und ihre Folgen.......... 99
Verdrängung der Sexualität
und die Rolle der Kirche 99
Kollektive Verdrängung.......................................101
Freudsche Verdrängung.......................................103

Verdrängte Sexualität als Volkskrankheit 104
Missbrauch...108
Sinnlichkeit in Zeiten der Perversion 109
Die Kraft des Seins...111

Eros und Agape – Vereinigung der Liebe 115
Rückblick 115
Sex und Liebe als untrennbares Ganzes 116
Aktive Liebe..117
Verletzung und Frustration 119
Geben und Nehmen..120
Sex im Daoismus 122

Nymphenfantasien 125
Fantasiereisen 125
Das Nymphenreich – sexuelle Erfrischung.......126

Übungen 133
1. Achtsamkeit 134
2. Liebe empfinden..136
3. Erdungsübungen..140
4. Körperbewusstsein 142
5. Umgang mit Emotionen...................................146
6. Sex und Lust 149

Literaturempfehlungen..................................151

Vorwort

Sex ist nicht nur der Ursprung unseres Lebens und gleichzeitig die pure Lebenskraft. Sex stellt auch, wenn er bewusst gelebt und erfahren wird, ein wichtiges Hilfsmittel zum Erreichen von Heilung und tiefer Lebensfreude dar. Er ist aus diesem Grunde auch ein wichtiger Bestandteil des spirituellen Lebens.

Unsere Kultur hat eine künstliche Trennung zwischen Liebe und Lust geschaffen. Agape, die hingebende und universelle Liebe, wurde von Eros, der blühenden, aktiven Leidenschaft getrennt. Gleichzeitig verlor dieser den Kontakt zu Agape.

Liebe und Lust sind aber nicht voneinander zu trennen, sie gehören zusammen, sind beide Ausdruck eines Lebenstanzes. Mit Lust ist dabei nicht nur das Liebesspiel gemeint, sondern die Lust am Leben selbst. Dieses Buch soll als Leitfaden für heilenden Sex dienen. Heilender Sex meint, dass wir durch eine frei fließende sexuelle Energie unser Dasein lebensfroh gestalten und ihm frische Nuancen geben können.

Ich will hier beileibe nicht nur die schönen und heilenden Seiten der Sexualität betonen, sondern ebenso auf die sexuellen Verkehrungen in der Gesellschaft aufmerksam machen. Letztlich geht es darum, dem Leser dabei zu helfen, seine göttliche Lust zu befreien.

Das Buch ist bewusst in lebendiger und lockerer Sprache geschrieben, es ist leicht zu lesen und versucht, selbst mit den doch eher theoretischen und ernsten Themen in spielerischer Weise umzugehen.

Lassen Sie sich von meinem Buch dazu inspirieren, sexuelle Blockaden aufzulösen und dadurch Ihre Lebensfreude zu erwecken. Entdecken Sie die universelle Wichtigkeit einer gesunden Sexualität! Entledigen Sie sich des dunklen Schleiers von Scham und Schuld, der Ihre frei fließende Sexualität behindert! Versuchen Sie, sich von der puren Lebensenergie Ihrer sexuellen Kraft leiten zu lassen und diese vollends zu genießen.

Michael Waida
Berlin 2009

Eine Einführung

Auf dem Buchmarkt gibt es gegenwärtig eine große Menge an Veröffentlichungen, die das breite Feld der Sexualität aus unzähligen Perspektiven beleuchten. Mediziner liefern immer wieder neue Erkenntnisse über das Geheimnis des Orgasmus, Soziologen beschreiben die sexuelle Verwahrlosung von Jugendlichen, und reißerische Publikationen zeigen, wie wir alle Frauen und Männer dieser Welt erotisch betören können. Das vorliegende Buch wagt einen nicht unkomplizierten Spagat und verbindet Sex mit einer gehörigen Portion Spiritualität. Doch auch spirituelle Themen liegen im Trend. Was ist also der tiefere Sinn dieses Buches? Beinhaltet »Heilender Sex« tatsächlich neue Erkenntnisse und Anregungen, oder will das Buch im Windschatten eines Megatrends zu einem Kassenschlager mutieren?

Zuerst einmal ist ein übersättigter Markt voller Sex und Spiritualität auch ein Markt voller Missverständnisse. Dieses Buch will die brisanten Themengebiete nicht wirtschaftlich ausschlachten, sondern den Leser mit der heilenden und überaus spirituellen Dimension von Sex vertraut machen.

Es geht hier jedoch nicht um eine Wahrheitslehre, die allen irrtümlichen Meinungen, die über Sexualität kursieren, auf die Schliche kommen will. Ebenso wenig geht es darum, eine harsche Kritik an der Sexualität in der heutigen Gesellschaft zu üben und mit provozierenden Thesen die Gemüter zu erhitzen. Das Buch soll Ihnen vermitteln, dass gesunde Sexualität eine essenzielle Zutat für Lebensfreude ist. Bewusster und mit Liebe praktizierter Sex kann ein Weg zu Heilung, Wohlbefinden und tief empfundener Spiritualität darstellen.

Ist es mutig oder gar provozierend, Sex als Möglichkeit, näher zu Gott zu kommen, zu sehen und als Teil eines tiefen spirituellen Bewusstseins zu betrachten? Zunächst mag Ihnen dieser Zusammenhang womöglich fremd und widersprüchlich erscheinen. Sie werden vielleicht denken, dass dieses Buch viel eher von Yoga und Tantra begeisterte Hippies, Spirituell-Suchende und experimentierfreudige Außenseiter anspricht. Oder aber Sie werden sich fragen, ob Sexualität mit dem christlichen Glauben vereinbar ist.

Sex geht aber jeden Menschen etwas an, denn er ist untrennbar mit dem Leben verbunden. Doch Sexualität ist aus christlicher Sicht ein heikles Thema. Und nicht nur da: Sexuelle Verdrängung ist in unserer Gesellschaft praktisch eine Volkskrankheit geworden. Sie äußert sich nicht nur darin, dass Menschen Probleme damit haben, sich sexuell hinzugeben, sondern auch darin, dass sie alles in ihrem Leben auf exzessive Weise sexualisieren.

Ich will mit meinem Buch all diejenigen ansprechen, die ein tieferes Verständnis von erfüllter Sexualität erlangen wollen. Dabei soll Sexualität endlich nicht mehr tabuisiert, sondern als unverzichtbarer Teil eines ganzheitlichen Lebens begriffen werden.

Dieses Buches beinhaltet sowohl eine praktische Anleitung für heilenden Sex als auch eine kritische, philosophische Gesellschaftsreflexion. Theorie und Praxis stehen stets in wechselseitiger Verbindung miteinander. Die gesellschaftskritischen Aussagen sollen der Praxis ihren Weg ebnen und für ein tieferes Verständnis von Sexualität sorgen.

»Praxis« bedeutet in diesem Zusammenhang keineswegs das Vorstellen neu entwickelter Sexstellungen – dieser Teil der Sexualität bleibt allein Ihrer eigenen Fantasie und Kreativität überlassen –, sondern ich möchte Ihnen eine Grundlage für die Befreiung Ihrer Sexualität geben und Ihnen zeigen, wie wichtig ein freier Umgang mit ihr ist. Dabei spielen sowohl das eigentliche Liebesspiel eine Rolle als auch der Umgang mit sexuellen Energien und Blockaden im Alltag. Am Ende des Buches werde ich nützliche Übungen vorstellen, die helfen können, Lust und Liebe zu kultivieren. Diese Übungen sind für alle Menschen geeignet, egal ob sie sich in einer Liebesbeziehung befinden oder nicht.

Warum wird so viel Wert auf das Thema Sex gelegt? Sex ist neben dem Tod der elementare Teil des Lebens. Die Geburt ist Sex, das Leben ist Sex. Sex ist der Motor unseres Lebens, deshalb kann das Leugnen der eigenen Sexualität existenzielle Krisen und Neurosen verursachen. Um der sexuellen Verdrängung vorzubeugen, bedarf es einer Aufklärung.

Wenn wir über Sexualität reden, kommen wir auch um das Thema Geschlechterrollen und die Frage, ob es Männer- und Frauensex gibt, nicht herum. In gewisser Hinsicht ist Sex, als universelle Lebensenergie einfach nur Sex und dennoch sind die Unterschiede zwischen der Sexualität von Männern und der von Frauen von großer Bedeutung. Dies einfach auszuklammern und für strikte Gleichmachung zu plädieren, wäre ein großer Fehler.

Sexualität ist in unserer Gesellschaft keinesfalls so frei, wie die Medien es uns vermitteln wollen. Nackte Brüste auf Werbeanzeigen, unzählige Erotikgeschäfte, Sexpartys und Swingerclubs sind feste Bestandteile unserer Kultur geworden. Sie suggerieren uns unzählige Möglichkeiten, sich im sexuellen Bereich zu entfalten, sodass wir annehmen könnten, die sexuelle Revolution der 1968er-Jahre hätte eine enorme Wirkung gehabt. Die vermeintliche Freiheit, die wir Tag für Tag erleben können, ist jedoch nur eine leere Hülle. Wir werden überflutet von unzähligen Bildern, die mit dem inneren Zustand des Menschen keineswegs im Gleichgewicht sind. Diese gesellschaftlichen Auswüchse stehen stellvertretend für unseren gestörten Umgang mit Sex. Wir haben große Schwierigkeiten damit, Sexualität als etwas Selbstverständliches und zum Leben Gehörendes anzunehmen. Meist wird Sex entweder dämonisiert oder aber als »Fleischbeschau« trivialisiert.

Wenn wir uns das banale Konsumgut Sex anschauen, stellt sich die Frage, ob Lust und Liebe so einfach auseinandergerissen werden können. Können wir einfach unsere Sexualität ausleben, ohne zu lieben? In Wirklichkeit sind Liebe und Lust nicht trennbar, denn jede Lust verkörpert Liebe, genauso wie Liebe etwas sehr Lustvolles ist. Unsere Lust ist der energetische Antrieb des Lebens und kennt nicht nur den körperlichen Ausdruck und Austausch.

Wenn Sie Ihre Sexualität befreien wollen, Ihre Blockaden verstehen und auflösen möchten, kommt es ganz auf Ihre innere Haltung und Ihre Bereitschaft an, auftretenden Widerständen mutig entgegenzutreten.

Sex und die Heilung der Emotionen

In diesem Kapitel geht es um den Zusammenhang zwischen Sex und Emotionen. Sie lernen, wie Sie Ihre Angst, Wut und Eifersucht durch Sexualität lindern und heilen können.

Die Freude an Erregung

Besinnen Sie sich einen Moment lang, und fragen Sie sich Folgendes: Empfinde ich mehr Lebensfreude und Glück, wenn ich eine tiefe, innerliche Erregung spüre oder aber, wenn ich mich dauernd um meine eigenen Gedanken drehe und das Gefühl habe, nur aus dem Kopf heraus zu leben?

Sie werden wohl nach kurzem Überlegen feststellen, dass eine tiefe Erregung und der Kontakt zu Ihrer sexuellen Kraft gleichbedeutend mit einer unerschütterlichen Zufriedenheit sind. Diese Art der Erregung ist der Antrieb Ihres Lebens und nichts, was Sie mit Scham erfüllen sollte.

Laufen Sie ruhig erregt durch die Welt, Sie werden sich wesentlich freier und energiegeladener fühlen! Schämen Sie sich nicht, denn Ihre Sexualität ist Ausdruck einer unbändigen Lebenskraft.

Wenn Ihre sexuelle Energie frei fließt, bedeutet das keineswegs, dass Sie stets fremden Menschen mit Ihrer Sexualität zu nahe treten. Wenn Ihre Sexualität sich ohne große Widerstände entfalten kann, ruhen Sie automatisch in sich selbst. Sie fühlen sich dann in einer universellen Form mit der Welt verbunden und genießen eine unerschütterliche Stabilität.

Warum impliziert Sex nun Lebensfreude? Sex ist pure Lebensenergie, die aus dem Beckenbereich und dem Unterleib entspringt und sich bestenfalls mit Ihrem Herzen verbindet. Die sexuelle Energie bringt Sie mit der physischen Welt in Kontakt und erzeugt Zuversicht. Sie gewinnen Vertrauen in die Menschen, Ihre eigenen Qualitäten und empfinden mehr Freude bei allem, was Sie tun. Wenn Sie dagegen nicht in Kontakt mit Ihrer Sexualität sind und Ihre ganze Energie im Kopfbereich festsitzt, dann kommt Ihnen alles starr und grau vor. Mit einer blockierten Sexualität werden Sie deshalb große Mühe haben, die Schönheit der Welt in all ihren Facetten zu erkennen.

Vermeiden Sie eine zu starke Konzentration auf Ihre Gedanken. Genießen Sie Ihren ganzen Körper, schenken Sie Ihrer Energie aus dem Unterleib die nötige Aufmerksamkeit, und erfreuen Sie sich an einem lebendigen Körperempfinden. Ihre ganze Existenz wird nach und nach von einer neuen Lebendigkeit erfüllt sein! Gestehen Sie sich ein, dass Sie ein erotisches Wesen sind, und nehmen Sie diese Tatsache als das Selbstverständlichste an, was es im Leben gibt.

Aus einer verdrängten und abgespaltenen Erregung entstehen irgendwann Schamgefühle und Selbstzweifel, die Sie zwangsläufig in das Reich des Kopfes entführen. Sie werden geplagt von ständigen Grübeleien und können sich deshalb nur schwerlich den irdischen Freuden hingeben. Sie fühlen sich dann »verkehrt« und nicht wirklich im Leben verwurzelt. Aus diesem Grund sollten Sie versuchen, stets den Kontakt zu Ihrer sexuellen Urkraft herzustellen, statt Ihre Sexualität zu verdammen.

Aktivieren Sie beim Lesen dieser Zeilen augenblicklich das lustvolle Grundgefühl, das in Ihnen schlummert. Sie werden anschließend nur so vor Energie und Freude strotzen. Bringen Sie Ihre Gedanken zur Ruhe, und schaffen Sie Raum für Ihre frei fließende Sexualität! Besinnen Sie sich auf Ihre sexuelle Energie, statt sich dauernd den Kopf zu zerbrechen. Lassen Sie sich von Ihren Gedanken nicht mehr gefangen nehmen. Die ständigen Grübeleien rauben Ihnen die Energie, machen Sie kraftlos und deprimieren Sie. Fühlen Sie! Richten Sie Ihre Aufmerksamkeit auf Ihren Unterleib!

Sich mit Verlustängsten konfrontieren

Wenn Sie ein gesundes Verhältnis zu Ihrer Sexualität haben, können Sie leichter mit Emotionen wie Trauer, Eifersucht und Wut umgehen. Sie lernen aber auch, den Lauf der Dinge zu akzeptieren, und verlieren das Bedürfnis, an alten, unangenehmen Erfahrungen festzuhalten.

Während einer Beziehung werden wir meistens noch stärker als sonst von unangenehmen Emotionen geplagt. Eine tief gehende sexuelle Partnerschaft macht uns verwundbar und befördert unsere Schattenseiten ans Tageslicht. Besonders intensiv werden wir mit Eifersucht und Verlustängsten konfrontiert. Es entsteht ein Teufelskreis, weil wir durch all die Ängste in unserem Ausdruck gehemmt werden und uns so noch weniger auf unseren Partner einlassen können. Wir verkriechen uns mit verschlossenem Herzen und versiegeltem Unterleib in unser Schneckenhaus und sind für den freien Fluss der Liebe nicht mehr offen.

Die allermeisten Menschen plagen sich mit einer mehr oder weniger starken Eifersucht herum und vermeiden dabei meist den direkten Kontakt mit dieser unbeliebten Emotion. Wenn wir unsere Eifersucht jedoch verdrängen, wird sie umso stärker zu uns zurückkommen, und wir beginnen, unseren

Partner immer mehr zu kontrollieren und für uns zu beanspruchen.

Eine vielleicht auf den ersten Blick etwas ungewöhnliche Methode zur Konfrontation und Auflösung von Eifersucht und Verlustängsten stellt die Dreier-Fantasiereise dar. Wenn wir aber jetzt in unserer Fantasie eine weitere Person in unser Liebesspiel mit einbeziehen, konfrontieren wir uns unmittelbar mit unserer Eifersucht. Wir können die Eifersucht durch dieses Erlebnis in Lust umwandeln. In dem Moment der bewussten Konfrontation mit all unseren Ängsten schaffen wir es, die Liebe und die Erregung mit unserem Partner zu teilen. Wir lernen dabei auch, ihn selbst zu teilen, und werden erfüllt von der Fähigkeit, sich selbst zu lieben. Wenn wir uns vorstellen, den eigenen Partner beim Liebesspiel mit einer anderen Person zu beobachten, können wir unsere quälenden Verlustängste und Minderwertigkeitsgefühle verlieren.

Sie werden vielleicht skeptisch sein, weil Sie doch schon genug mit Ihrer Eifersucht zu tun haben und diese nicht noch weiter entfachen wollen. Dennoch erweist sich diese Methode als sehr hilfreich.

Stellen Sie sich Ihrer Angst, und konfrontieren Sie sich mit Ihrer Eifersucht! Wenn Sie in Kontakt mit diesen Emotionen kommen, können sie diese behut-

sam auflösen. Verdrängte Eifersucht wird sich dagegen negativ auf Ihren freien Lebensfluss auswirken. Verdrängte Emotionen wachsen erst in Ihrem Unterbewusstsein zu einem mächtigen Feind heran, hemmen Sie in Ihrer Entfaltung und brechen irgendwann explosionsartig hervor.

Eine solche Fantasiereise stellt ein ziemlich mutiges Unterfangen dar, und die meisten Menschen würden eine derartige Methode entweder, ohne zu diskutieren, ablehnen oder nur in aller Heimlichkeit in Erwägung ziehen. Woran liegt das? Wir sind kulturell so geprägt, dass wir aufgrund all unserer Ängste den Partner lieber völlig vereinnahmen, als mit ihm Lust und Liebe zu teilen. Eine solche Verhaltensweise engt eine Beziehung ein. Dann will mindestens eine Partei aus der Partnerschaft ausbrechen, um sich wieder frei zu fühlen.

Im Grunde könnten wir schon durch mehr Dreier-Fantasiereisen Krisen in unserer Beziehung überwinden, die durch gegenseitige Vereinnahmung entstehen. Wir würden der Liebesverbindung Raum zur freien Entfaltung geben, indem wir diese schöne und mutige Erfahrung mit dem Partner teilen. Durch das milde Loslassen voneinander in der gemeinsamen Konfrontation mit Lust, Angst und Eifersucht würden wir wieder in Freiheit zueinander finden. Die Methode kann allerlei Wünsche nach einem sexuellen Abenteuer mit einem anderen Partner eindämmen, denn ein solches Verlangen wird durch mangelnde Entfaltungsmöglichkeiten in der Beziehung hervorgerufen.

Die Beziehung würde nicht mehr auf einer vertraglichen Übereinkunft basieren, die absichert, dass man sich gegenseitig nicht mehr verletzt. Eine solche Übereinkunft ist in vielen Beziehungen vorzufinden und stellt einen absoluten »Lustkiller« dar, weil sie aus einer Angst vor Verletzung resultiert und den freien Liebesfluss zwischen den Partnern hemmt. Tatsächlich gehört zu einer erfüllten Beziehung auch ein wenig Mut, sich mit alten Verletzungen zu konfrontieren und sich ihnen zu stellen. Erst die Auseinandersetzung mit Verlustängsten und Minderwertigkeitskomplexen verschafft den Partnern neue Entfaltungsmöglichkeiten.

Konfrontieren Sie sich doch einmal mit der Vorstellung, Ihren Partner mit einer anderen Person zu teilen! Stellen Sie sich das Szenario vor – ohne Tabus. Diese Fantasie wird Ihnen, obwohl sie anfänglich Schmerz bereitet, eine große Portion Freiheit bescheren. Sie werden stolz auf sich sein, weil Sie über Ihre Eifersucht hinauswachsen und ein derartiges Fantasiebild zulassen können.

Das Prinzip des Fremdgehens

Im vorigen Kapitel wurde das Thema Fremdgehen bereits angeschnitten, ein Problem, das in beinah allen Beziehungen thematisiert wird. Doch warum gehen überhaupt so viele Menschen fremd? Was fehlt diesen Menschen in ihren bestehenden Beziehungen? Und warum muss das Fremdgehen eigentlich immer auf Kosten des anderen stattfinden?

Die Ursache für das Fremdgehen liegt oft in uns selbst. Wir gaukeln uns vor, dass wir immer wieder neue exklusive und spannende Bindungen eingehen müssen, um uns lebendig und interessant zu fühlen. Von diesen Bindungen erhoffen wir uns – bewusst oder unbewusst – entweder eine intensive Stimulation oder aber eine Selbstbestätigung, die uns unser fester Partner nicht mehr geben kann. Doch leider wird auch die neue Affäre nach einiger Zeit wieder alltäglich und unbefriedigend. Die Hoffnung auf leidenschaftliche Erfüllung wird oft enttäuscht, denn auch die neue Bindung wird mit der alten Geisteshaltung irgendwann wieder unbefriedigend und langweilig. Wenn die Beziehung mit dem Partner für ein paar Wochen unbefriedigend ist, wird sie oft zu schnell aufgegeben.

Wir sollten die Courage zeigen, mit unserem Partner auch dunkle Zeiten durchzustehen und nicht sofort weglaufen, wenn es einmal schwierig wird. Bleiben wir auch in stürmischen Zeiten bei ihm, zeugt das von wahrer Integrität. Außerdem müssen wir lernen, unsere Lust mit unserem Partner zu teilen, dann haben wir auch nicht mehr das Bedürfnis, vorschnell aus der Beziehung auszubrechen, um allein neue Abenteuer zu erleben.

Haben Sie sich eigentlich schon einmal gefragt, warum das Fremdgehen grundsätzlich heimlich erfolgen muss? Warum besitzen wir nicht einfach den Mut, zu sagen, dass wir uns gerne mit einem anderen Menschen treffen möchten, weil wir in der aktuellen Beziehung keine Erfüllung mehr finden? Der entscheidende Grund für heimliches Fremdgehen ist folgender: Der fremdgehende Partner möchte dem anderen Schmerzen ersparen, indem er den Seitensprung verheimlicht. Ehrenvoll ist eine solche Verschwiegenheit aber keinesfalls, sie ist vielmehr ein sehr egoistischer Schachzug, schließlich versucht der Partner, der sich anderweitig orientiert, durch sein Verhalten, nur vor seinen Schuldgefühlen dem Partner gegenüber zu flüchten. Sie sehen also, dass das Verheimlichen keineswegs eine gute Tat ist, die den Partner schützt, sondern häufig aus Egoismus geschieht.

Heimliches Fremdgehen spiegelt unsere Unfähigkeit wider, die eigenen Schuldgefühle auszuhalten und mutig der Wahrheit ins Auge zu blicken. Statt also alles mit dem Schleier der Verschwiegenheit zu verhüllen, wäre es doch wesentlich förderlicher, sich seine Bedürfnisse einzugestehen und sie mit dem Partner zu teilen.

Sich seine sexuellen Wünsche einzugestehen, ist keineswegs so schlüpfrig, wie es Ihnen im ersten Moment vorkommen mag. Es bedeutet auch keineswegs, plötzlich vertraute Liebesbeziehungen gegen anarchische, polygame Beziehungen auszutauschen. Ganz im Gegenteil: Die Beziehung bleibt exklusiv und persönlich, sie wird nur offener und freier.

Wir müssen uns von dem Irrglauben befreien, dass eine monogame Beziehung die völlige gegenseitige Vereinnahmung und das Ende jeglicher Freiheit bedeutet!

Es gibt Menschen, die dazu neigen, fremdzugehen. Trotzdem können auch Männer und Frauen, die selbst häufig fremdgehen, sehr eifersüchtig sein. Menschen, die sich schlecht binden können, sind tief in ihrem Innern sogar oft überaus eifersüchtig, sie können es sich nur nicht eingestehen.

Tiefe Hingabe an eine geliebte Person führt fast immer zu Eifersuchtsgefühlen, die nur unter Schmerzen zu ertragen sind. Durch eine tiefe Beziehung wird man verletzbar, dunkle Seiten, die lange Zeit im Verborgenen geschlummert haben, kommen zum Vorschein. Die fremdgehende Person jedoch drückt sich vor der eigenen Eifersucht, indem sie den eigenen Ängsten zuvorkommt.

Umwandlung von emotionalen Schmerzen

Wir sollten uns alle schmerzhaften Emotionen eingestehen. Auch wenn wir eifersüchtig sind, sollten wir uns nicht dafür schämen, denn es ist absolut menschlich! Emotionen, die man einmal angenommen hat, lassen sich auch leichter auflösen.

Unser Verständnis von Glück basiert auf der Überzeugung, dass Lust erstrebenswert und Schmerz negativ ist. Aus diesem Grund wollen wir Schmerzen am liebsten völlig aus unserem Bewusstsein verdammen. Emotionale Schmerzen und Lust liegen aber nicht so weit auseinander, wie wir vermuten würden. Folglich ist es durchaus möglich, seinen Schmerz in Lust umzuwandeln.

Lust- und Schmerzzentrum liegen im Gehirn nicht allzu weit voneinander entfernt. Sie bedingen einander, sind zwei Seiten einer Medaille. Wenn Sie Ihren seelischen Schmerz in Lust umwandeln, wird er Ihnen nicht mehr als dunkle Bedrohung erscheinen, sondern Ihr Freund werden.

Bestimmte Situationen lösen nicht von Natur aus Schmerz aus, sondern nur aufgrund unserer Konditionierung. Deshalb sind gewisse Emotionen auch nicht endgültig mit Schmerzen verbunden. Eifersucht kann genauso gut als Lust empfunden werden.

Versuchen Sie, sich von bestimmten Konditionierungen zu befreien, dann kann aus der sonst schmerzhaften Eifersucht ein Bedürfnis danach erwachsen, sich an der Lust Ihres Partners zu erfreuen. Schränken Sie wegen Ihrer Verlustängste nicht die Freiheiten Ihres Partners ein! Wandeln Sie die vermeintlich negativen und selbstzerstörerischen Aspekte Ihrer Eifersucht einfach in reine, positive sexuelle Energie um.

Ihr Partner wird gerade dann bei Ihnen bleiben, wenn Sie ihm einen gewissen Raum gewähren. Er wird sich dann freiwillig für Sie entscheiden, weil er Ihre Stärke und Integrität schätzt. Er wird sehen, dass Sie auf dem richtigen Weg sind, und Ihnen deshalb seine ganze Liebe schenken.

Alle Angaben werden vertraulich behandelt.
*Der Newsletter kann jederzeit abbestellt werden.

Name/Vorname: _____

Straße: _____

PLZ, Ort: _____

Telefon: _____

E-Mail: _____

Geburtsdatum: _____

Bitte senden Sie mir:

☐ weitere Informationen aus dem Schirner Verlag
☐ den Schirner Newsletter (nur als E-Mail*)
☐ das Schirner Seminarprogramm

Diese Karte entnahm ich dem Buch: _____

Würden Sie dieses Buch weiterempfehlen? _____

Vielen Dank!

Das Porto übernehmen wir für Sie!

Antwort

Schirner Verlag
Elisabethenstr. 20 – 22
D-64283 Darmstadt

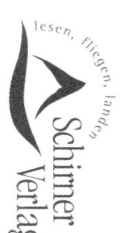

Optimismus ist die Kunst des Lebens

Werden auch Sie Optimist – denn Optimismus macht beliebt und leistungsfähig, bringt Erfolg und ist gesünder!

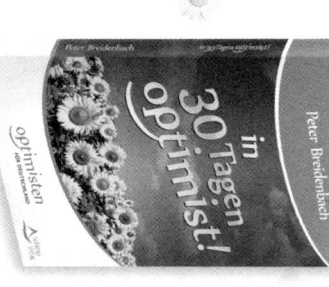

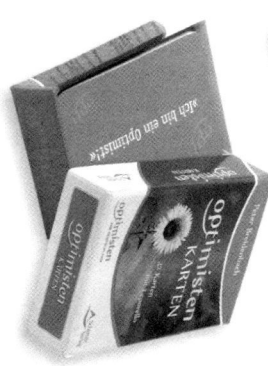

Peter Breidenbach
In 30 Tagen Optimist
176 Seiten, farbig, Klappenbroschur
€ 12,95 (D)
ISBN: 978-3-89767-861-3

Peter Breidenbach
Optimistenkarten
32 Karten mit Leporello
€ 12,95 (D)
ISBN: 978-3-89767-862-0

Sexuelle Hingabe

Viele Menschen haben Schwierigkeiten, sich sexuell hinzugeben. Hingabe braucht sehr viel Mut und ist mit schmerzhaften Emotionen verbunden. Hingabe erfordert Vertrauen in den Strom des Lebens und Selbstakzeptanz.

Wir hängen ständig unseren Gedanken nach und entscheiden vieles aus dem Kopf heraus. Je verkopfter wir sind, desto weniger können wir uns auf Erotik und Lust einlassen. Wir haben durch unseren nie abbrechenden Gedankenfluss die natürliche, instinktive Verbindung zur Erde verloren. Wenn wir uns hingeben wollen, müssen wir all unsere Ängste und Zweifel loslassen. Wir müssen versuchen, unserem gedanklichen Drang nach ständiger Kontrolle der Situationen zu widerstehen, und uns stattdessen intensiv auf Liebe und Lust einlassen.

Geben Sie sich beim Sex dem Moment hin, tauchen Sie ein in die volle Intensität Ihrer Lust, denn alles andere spielt in diesem Moment keine Rolle. Sie müssen nicht an Ihren Gedanken kleben, um erfüllten Sex zu haben! Lassen Sie Ihre Gedanken los, denn Sie haben nichts zu verlieren. Sie können beim Liebesakt auf die Kontrollfunktion Ihres Kopfes verzichten. Spüren Sie, wie Sie von Ihrem Partner getragen werden, und vertrauen Sie einfach der Situation.

Es gibt nur dann grenzenlose, glückselig machende Liebe und Lust, wenn Sie es zulassen. So paradox es vielleicht klingen mag, aber Sie müssen versuchen, Ihr wahres Selbst in der Selbstaufgabe wiederzufinden. Dann erleben Sie wahre Befreiung in und durch die Liebe – jenseits aller Gedanken, die Sie sich darüber gemacht haben.

Wenn wir uns intensiv dem Liebesspiel hingeben, kann das so anrührend sein, dass wir plötzlich anfangen zu weinen. Das ist kein Grund zur Sorge. Ganz im Gegenteil: Es ist ein sehr positives Zeichen. Durch das Weinen zeigen Sie, dass Sie wahrhaftig berührt wurden. Die Liebeslust setzt sehr starke Energien frei und durchbricht emotionale Blockaden. Sie fühlen sich freier. Die Tränen spülen alten Ballast aus Ihrem Geist, und Sie können wieder mit der Gegenwart in Kontakt treten.

Wenn Sie als Frau beim Sex zu Tränen gerührt sind, dann unterdrücken Sie diese nicht. Glauben Sie nicht, dass es unpassend sei, beim Sex zu weinen. Vielmehr werden Sie den Liebesakt anschließend als bereicherndes Erlebnis wahrnehmen.

Wenn Sie ein Mann sind und Ihre Frau beim Sex anfängt, zu weinen, ziehen Sie sich nicht von ihr zurück, sondern bleiben Sie bei ihr, stark und voller Integrität. Geben Sie ihr ein Gefühl von Geborgenheit. Lassen Sie sich nicht verunsichern: Es ist ein gutes Zeichen, wenn Ihre Frau durch den Sex in die Tiefen ihres Bewusstseins vorgedrungen ist.

Natürlich können Sie als Mann ebenfalls emotional berührt werden. Passiert das, sollten Sie sich Ihrer Weichheit nicht schämen, sondern das Ganze einfach zulassen. Niemand wird Ihnen deshalb Ihre Männlichkeit absprechen! Die meisten Frauen lieben es, wenn Männer aufrichtig weinen und Emotionen und Menschlichkeit zeigen.

Sex ist untrennbar mit Hingabe verbunden. Angst, loszulassen und die Kontrolle über das Ego zu verlieren, verhindert echte Hingabe.

Wir müssen uns der Angst stellen und erkennen, dass sie eine Illusion ist. Es liegt an uns, ob wir der Angst eine Realität geben.

Wenn wir uns wirklich hingeben, dann akzeptieren wir das völlige Eintauchen in die Grenzbereiche der Lust. Hingabe bedeutet die größtmögliche Freiheit, wir müssen uns an nichts mehr festklammern, um glücklich zu sein.

Wut, Angst und Depression

Es ist keineswegs eine rein freudsche Behauptung, zu sagen, dass nichtgelebte Sexualität und Depressionen miteinander zusammenhängen. Da die sexuelle Lust unmittelbar mit der allgemeinen Lebenslust verknüpft ist, macht es keinen Sinn, seine Lust zu unterdrücken, um frei von Leiden zu sein. Verdrängung macht verbittert, während eine gesunde Sexualität Sie mit Ihrer tiefen Freude in Kontakt bringt. Sie brauchen Ihrer Lust dabei nicht einmal in Taten Ausdruck zu verleihen, um Ihre Lebensfreude wiederzuentdecken:

Lassen Sie die Lust in Ihrem Körper fließen, und Sie werden sehen, dass sich in Ihrem ganzen Körper Wärme ausbreitet. Sie werden spüren, dass die Wärme Sie in Geborgenheit hüllt; Sie fühlen sich sicher und ohne Ängste.

Auch Wut kann durch Sex aufgelöst werden. Bekanntlich haben Paare besonders guten Sex, wenn vorher »die Fetzen geflogen« sind. Wie kommt das? Streit wirbelt Emotionen auf, klärt die Fronten und stellt die Polarität zwischen Mann und Frau wieder her. Wir können unsere Wut dann auf gesunde Art und Weise in Liebe und Lust umwandeln.

Statt zornig und aggressiv auf Ihren Partner loszugehen, können Sie ihn auch festhalten, leidenschaftlich umarmen und lieben. Verwenden Sie Ihre ganzen angestauten Energien dazu, Liebe zu geben.

Wandeln Sie Ihre Wut in Lust um. Statt sich erbittert zu streiten, kann man auch wirklich guten Sex haben.

Lehnen Sie Ihre Sexualität nie ab, denn ein Unterdrücken der Sexualität hat häufig negative Konsequenzen. Diese Konsequenzen können Depressionen, Zorn oder konstante Selbstzweifel sein.

Weibliche Lust

Es gibt viele Mythen und Legenden, die sich um die weibliche Sexualität ranken. In früheren Epochen dachte man, dass Frauen strenger sozialisiert werden müssten, weil sie sonst mit ihrer Lust »die ganze Welt verschlingen« würden. Viele Männer bekommen heute noch Angst, wenn Frauen ihre Sexualität ausleben. Sie glauben nämlich, die alleinigen Herrscher über das Reich der Sexualität zu sein. Die weibliche Lust in ihrer Vollkommenheit hingegen belehrte sie oft eines Besseren: Sie erkannten die befreiende Wirkung des lustvollen Zusammenseins.

Tatsächlich haben es Frauen oft wesentlich schwerer, in ihrer Lust aufzugehen und sie einfach zu akzeptieren. Sie leiden häufig stärker unter Schuldgefühlen und Selbstwertzweifeln als Männer. Das liegt einerseits an der historischen Entwicklung der patriarchalischen Gesellschaften, in denen Frauen ihre Lust keineswegs frei ausleben durften. Ehefrauen sollten allenfalls für die Bedürfnisse des Mannes bereitstehen, ohne sich jedoch in ihrer sexuellen Energie frei bewegen zu dürfen. Auch heute noch werden Frauen vielerorts dazu angehalten, ihre Sexualität möglichst zu unterdrücken, um bestehende Abhängigkeiten aufrechtzuerhalten. Sexuelle Energie bedeutet innere Stabilität und Unabhängigkeit, sexuelle Verdrängung hingegen Ohnmacht und Angst.

Befreien Sie auch als Frau Ihre (tief schlummernden) sexuellen Energien! Dieses kraftvolle Potenzial wird Ihnen mehr Freiheit und Stabilität verschaffen. Unterdrücken Sie nichts, schämen Sie sich nicht, haben Sie keine Schuldgefühle, sondern nehmen Sie Ihre sexuelle Energie einfach an!

Stolz, Selbstwertgefühl und Alleinsein

Ein Mangel an Eigenliebe führt zu einem mangelnden Selbstwertgefühl. In der heutigen Zeit versuchen wir ständig, unser schlechtes Selbstwertgefühl mit äußeren Leistungen zu kompensieren. Ein solcher Kompensationsversuch kann sich sowohl in einem Drang nach materiellem Reichtum als auch in der Sexualität widerspiegeln.

Zwischen gutem Selbstwertgefühl und gutem Sex gibt es einen nicht zu übersehenden Zusammenhang. Wir nutzen Sex oft dazu, unsere Minderwertigkeitsgefühle zu kompensieren. Sex sollte aber aus einem gesunden Selbstwertgefühl heraus gelebt werden und nicht dazu dienen, die eigene Person aufzuwerten. Ein solches Bedürfnis nach Aufwertung hat seine Ursache in einem Mangel, beziehungsweise in einer Angst … und wo Angst ist, da existiert keine wahrhaftige Liebe.

Gestehen Sie sich all Ihre Empfindungen ein, welcher Art auch immer sie sein mögen. Wenn Sie alles fühlen, werden Sie vollkommen. Dann strahlen Sie eine Zufriedenheit aus, die sich auch in gutem Sex widerspiegeln wird. Versuchen Sie, mehr Liebe und Mitgefühl für sich selbst zu empfinden! Vergeben Sie sich Ihre Schwächen, und umarmen Sie sich!

Je mehr Liebe wir für uns selbst empfinden, desto mehr Liebe können wir auch anderen Menschen geben. Für uns ist es gar nicht so einfach, sich die eigenen negativen Empfindungen einzugestehen. Sie zu akzeptieren bedeutet eine schmerzhafte Konfrontation mit unserem Stolz. Denn der will uns schließlich davon abhalten, unsere Schmerzen und unsere Minderwertigkeitsgefühle anzunehmen. Oft verdrängen wir die schwachen Seiten unserer Person aus dem Bewusstsein und entwickeln ein perfektionistisches Bild von uns selbst. Wir wollen so sein wie unsere Vorbilder und nicht so, wie wir wirklich sind. Es handelt sich dabei um einen sehr verkopften und gefühlsarmen Vorgang, der uns von unseren wahren Qualitäten entfernt.

Versuchen Sie stattdessen, Ihre Schwächen, Ängste und Verletzungen zu ergründen, spüren Sie Ihren Empfindungen bewusst nach. Lassen Sie Zweifel an Ihrer Person an die Oberfläche kommen, und erkennen Sie, dass es nichts zu entdecken gibt, dessen Sie sich schämen müssten.

Wenn Sie das geschafft haben, werden sich die nagenden Selbstzweifel auch langsam auflösen und Sie gelangen zu einer ganzheitlichen Qualität Ihres Seins. Sie werden erst ein kompletter Mensch, wenn Sie auch Ihre vermeintlichen Schwächen akzeptiert haben.

Üben Sie zu diesem Zweck auch immer wieder das Alleinsein! Ziehen Sie sich an einen stillen Ort zurück, an dem Sie nicht gebraucht werden und wo Sie keine Aufgaben erfüllen müssen.

Wenn Sie allein sind, werden Sie mit sich selbst konfrontiert, mit Ihren Ängsten und Zweifeln und sind frei von jeglicher Ablenkung. In diesen stillen Minuten lernen Sie, sich Ihren Blockaden zu stellen und sich vom Alltag zu erholen. Eine solche Auszeit wird sich ebenfalls förderlich auf Ihre sexuellen Energien auswirken.

Vielerorts wird propagiert, man solle sich nach dem Ende einer Liebesbeziehung so schnell wie möglich neu verlieben oder gar eine neue Beziehung eingehen, um nicht unter der aufkeimenden Einsamkeit zu leiden. Gerade nach dem Ende einer Liebesbeziehung sollten wir uns der Trauer und dem Schmerz des Verlustes stellen. Oft versuchen wir, uns nach dem Ende einer Beziehung schnell abzulenken, um uns nicht mit uns selbst konfrontieren zu müssen. Wir versuchen dann, unsere Ängste vor dem Alleinsein mit einer neuen Liebe zu kompensieren. Auf diese Weise müssen wir uns nicht mit unseren schmerzhaften Emotionen beschäftigen. Wenn wir aus dieser Position heraus einen neuen Partner suchen, dann geschieht das oft nicht aus Liebe, sondern aus Angst vor Einsamkeit. Beziehungen, die auf Angst basieren und nicht auf Freiwilligkeit, enden oft in einer Enttäuschung. Wir sollten uns erst einmal unserem ganzen Schmerz und unserer Einsamkeit stellen. Wir müssen lernen, uns trotz der Einsamkeit frei und wohl zu fühlen. Erst aus diesem glücklichen Zustand heraus wird eine Beziehung zu einem neuen Partner auf liebender Freiwilligkeit und Reinheit basieren. Wenn wir mit uns selbst im Reinen sind, können wir zukünftige Beziehungen positiv beeinflussen.

Bleiben Sie ruhig, und schließen Sie zuerst innerlich mit der alten Beziehung ab. Die Geduld wird irgendwann durch eine größere innere Freiheit belohnt werden.

Eigenliebe und Selbstakzeptanz – die Basis sexueller Entfaltung

Was haben Eigenliebe und Selbstakzeptanz mit Ihrer Sexualität zu tun? Wir haben im vorigen Kapitel bereits erwähnt, dass ein gesundes Selbstwertgefühl in engem Zusammenhang mit einer gesunden Sexualität steht. Wenn Sie sich selbst lieben, dann wird Ihre sexuelle Energie in Ihrem ganzen Körper fließen. Wenn Sie Mitgefühl für sich selbst entwickeln, dann werden Sie Ihre Sexualität ohne Scham und Zweifel genießen können. Dieser Prozess funktioniert aber auch andersherum. Die heilende Energie einer befreiten Sexualität erleichtert es uns, eigene Schwächen und scheinbar schlechte Eigenschaften zu akzeptieren. Sie sollten sich also bemühen, sowohl Ihre sexuelle Lebensfreude zu befreien als auch unmittelbar an Ihrer Eigenliebe zu arbeiten. In diesem Kapitel erfahren Sie, wie Sie lernen, sich selbst zu akzeptieren, Ihre Vergangenheit loszulassen und ein gesundes Selbstverständnis zu entwickeln. Diese Prozesse werden eine heilende Wirkung auf Ihre Sexualität haben.

Wer sind Sie wirklich?

Zum menschlichen Heilungsprozess gehört, dass Sie sehen, wer Sie wirklich sind. Was bedeutet das? Sie müssen Ihren wahren Wesenskern entdecken. Ihr wahres Ich steckt voller Energie. Ihre vermeintlichen Unvollkommenheiten sind nur illusionäre Schleier, die nichts mit Ihrem wahren Potenzial zu tun haben.

Schauen Sie hinter Ihre vermeintlichen Unzulänglichkeiten, Selbstzweifel und Mängel! Entdecken Sie die Freude an Ihrem wunderbar unvollkommenen Selbst! Sie sind in Wahrheit in Ihrem Inneren frei und können auf der Stelle Ihre ganze innere Freiheit leben.

Minderwertigkeitskomplexe

Viele Menschen leiden darunter, dass sie gewisse nicht erwünschte Eigenschaften haben oder Verhaltensmuster zeigen. Diese sollten Sie aber keineswegs verurteilen, denn sie gehören zu Ihnen. Versuchen Sie, Ihre Mängel neutral zu betrachten; sie tun Ihrer Entfaltung keinen Abbruch. Wenden Sie sich dem Leben zu, statt Ihre Eigenschaften und Fehler stets kritisch zu beäugen.

Wenn wir uns selbst verurteilen, weil wir Tendenzen zu Wut oder Hass in uns tragen, dann verneinen wir damit gleichzeitig die Lebenslust und die damit verbundene Sexualität. Es ist deshalb von elementarer Wichtigkeit, uns auch die negativen Seiten zu erlauben und diese angemessen zu integrieren. Seien Sie lieber ein wenig zornig, als dass Sie dieses Gefühl in sich verdammen und dann frustriert sind.

Jeder Mensch fühlt sich in gewissen Situationen minderwertig oder unvollkommen. Dennoch: Wenn Sie dauernd mit sich selbst hadern, verlieren Sie die Freiheit, Freude an sich selbst zu empfinden. Auch die sexuelle Energie wird durch die stetigen Selbstzweifel und Gedanken abnehmen.

Hören Sie damit auf, unter Ihren Schwächen zu leiden! Seien Sie ruhig schwach, beobachten Sie die von Ihnen als negativ empfundenen Eigenschaften, ohne sie als negativ zu bewerten. Nehmen Sie alle Regungen, die sich zeigen, wahr. Wenn Sie Ihre Unzulänglichkeiten zur Kenntnis nehmen, ohne zu versuchen, sie loszuwerden, können Sie einen tiefen Frieden mit diesen Seelenanteilen schließen.

Wir neigen dazu, unsere Mängel zu verdrängen und von uns zu schieben. Verdrängte Unstimmigkeiten werden aber immer aus dem Unterbewusstsein heraus unser Handeln beeinflussen. Uneingestandene Schwächen werden dann in anderen Lebensbereichen kompensiert. Sie werden beispielsweise versuchen, beruflichen und finanziellen Erfolg zu erzielen, doch in ihrem Inneren werden die Minderwertigkeitskomplexe weiter brodeln, Ihren Unterleib verschließen und die Freude am Leben trüben.

Um sich der eigenen Minderwertigkeitsgefühle bewusst zu werden, müssen Sie einfach nur Ihre alltäglichen Reaktionsmuster betrachten. Wo fühlen Sie sich angegriffen? Wo glauben Sie, Ihre Unsicherheiten verdecken zu müssen? Wann kompensieren Sie Ihr schlechtes Gefühl sich selbst gegenüber durch äußerliche Aktivitäten und Leistungen?

Überprüfen Sie Ihre gewohnten Handlungsmuster! Statt Unsicherheiten zu kompensieren, leiten Sie einfach Ihre Energien in den Körper und lassen Ihrer Lust freien Lauf. Fühlen Sie aus dem Inneren heraus, dass Sie ein sexuelles und autarkes Wesen sind. Sie werden sich stark fühlen und lernen, mit den negativen Gefühlen sich selbst gegenüber besser umzugehen.

Statt also Ihre Energien zu verpulvern, indem sie die eigenen Schwächen im Alltag vertuschen, sollten Sie diese einfach akzeptieren und Ihr unperfektes Selbst als liebenswert betrachten. Perfektion ist eine Illusion, die niemals erreicht werden kann und die Sie an das Leid bindet.

Achtsamkeit eignet sich hervorragend dazu, den eigenen Minderwertigkeitsgefühlen auf die Schliche zu kommen. Wenn Sie achtsam sind, können Sie sich all Ihrer inneren Prozesse bewusst werden. Durch Bewusstwerdung lernen Sie sich selbst kennen. Erst dann können Sie Frieden mit sich selbst schließen.

Rollenmuster

Wir wurden nach gewissen Vorstellungen erzogen und haben Bilder und Muster übernommen, mit denen wir uns nun identifizieren. Sie prägen unsere Überzeugungen davon, was gut für uns ist und welche Rolle wir in der Gesellschaft einnehmen müssen.

Viele dieser Bilder von uns selbst basieren aber auf sozialen Übereinkünften. Zumeist haben sie mit unseren wahren Potenzialen und Empfindungen nicht viel zu tun. Sie können vielmehr einengend wirken, weil sie uns auf starre Merkmale reduzieren.

Wir haben uns ein System geschaffen, in dem wir stets nach bekannten Mustern handeln, um nicht aus dem gewohnten Rahmen zu fallen. Zu viele Überzeugungen über uns selbst sind jedoch schädlich für unsere Entwicklung und blockieren unsere Lebenskraft – auch die sexuelle. Denn eine freie sexuelle Energie ist eng verknüpft mit den Möglichkeiten einer autonomen Lebensgestaltung und einer aufgeweckten Kreativität.

Wenn Ihnen jene Offenheit sich selbst gegenüber fehlt, dann werden Sie auch Ihre sexuelle Energie einbüßen. So wird aus Ihnen im schlimmsten Fall ein blasses Häufchen von unverwirklichten Potenzialen.

Erneuern Sie sich! Nehmen Sie sich die Freiheit, jederzeit ein neuer Mensch zu werden, statt sich auf die Rollenmuster Ihrer Vergangenheit zu beschränken. Befreien Sie sich von Erwartungen an sich selbst, leben Sie den Augenblick!

Wenn Sie Ihre Freiheit leben, dann werden auch Ihre Liebesbeziehungen und Ihre sexuelle Kraft neuen Aufschwung erfahren. Sie werden sich frei fühlen und diese Freiheit auch vollends nach außen tragen können.

Oft sind wir uns der Muster, nach denen wir handeln und leben, nicht bewusst. Um über sie Klarheit zu erlangen, empfiehlt sich eine Selbstreflexion, die dabei hilft, sich der beeinflussenden Prozesse bewusst zu werden.

Reinigen Sie sich von allen längst überholten Vorstellungen, die Sie über sich selbst haben. Fühlen Sie, dass Sie ein freies sexuelles Wesen sind, und atmen Sie den Duft der unbegrenzten Möglichkeiten. Sie sind nicht eingeschränkt, weder in Ihrer Sexualität noch in Ihren Entfaltungsmöglichkeiten.

Aus Angst, unsere gesellschaftliche Stellung zu verlieren, engen wir uns mit fixen Bildern von uns selbst ein und berauben uns so aller Entwicklungsmöglichkeiten.

Versuchen Sie, sich der Erwartungen zu entledigen, die Sie antreiben und die Sie glauben, erfüllen zu müssen. Keiner drängt Sie zu irgendetwas, Sie sind ganz und gar selbst für sich verantwortlich. Gelangen Sie wieder in den Zustand, in dem Sie all Ihre Potenziale in sich spüren und keine Beschränkungen Ihnen den Weg zur gelebten Freiheit versperren.

Ein Leben mit dem Gefühl, einzig und allein ein funktionierender Teil der Gesellschaft zu sein, ohne uns selbst verwirklicht zu haben, wird uns irgendwann unglücklich machen. Wenn Sie Ihre Rolle hinterfragen, bedeutet das nicht, dass Sie gleich Ihr ganzes Leben umkrempeln müssen. Es ist nur wesentlich gesünder, sich dem Lauf der Dinge offen zu stellen, als sich aus Angst hinter einer Scheinidentität zu verbergen.

Gehen Sie mutig durch Ihr Leben, lassen Sie sich nicht festlegen und lähmen. Sie sind frei, voller sexueller Energie und Lebenslust.

Selbstverständnis

Ein gesundes Selbstverständnis zu besitzen, bedeutet, mit dem Fluss des Lebens zu schwimmen. Die Dinge können Ihnen erst mit mehr Leichtigkeit gelingen, wenn Sie nicht ständig an Ihrer Person und Ihren Fähigkeiten zweifeln, sondern aus Ihrem Bauchgefühl heraus handeln.

Wenn Sie Ihren Platz im Leben gefunden haben, werden sich Ihnen ganz neue Möglichkeiten eröffnen. Sie werden erblühen und viele einzigartige Augenblicke erleben. Ihre Energien werden nicht mehr auf Widerstand stoßen, sondern sich frei entfalten können. Auch gegenüber Ihrer Sexualität sollten Sie ein gesundes Selbstverständnis entwickeln. Erst dann werden Sie die Früchte einer heilsamen Sexualität ernten können.

Schämen Sie sich nicht, zweifeln Sie nicht an Ihrem erotischen Ausdruck. Bleiben Sie nicht in Ihren Widerständen stecken! Denken Sie immer daran, dass Sie ein erotisches Wesen voller Energie sind.

Fehlt es uns an Verständnis für uns selbst, hadern wir oft mit unserem Leben. Wir zweifeln dann an der Richtigkeit unserer Handlungen oder an unserem ganzen Ausdruck. Auf diese Weise können wir nicht mehr frei durchs Leben gehen, sondern fühlen uns oft verkehrt in uns selbst.

Entdecken Sie Ihre Leichtigkeit, versuchen Sie, Ihr Leben als leicht zu betrachten, die Dinge als Teil von sich anzunehmen, ohne sich ständig dagegen zu wehren. Übertragen Sie diese Akzeptanz auch auf Ihre Probleme, und Sie werden leichter damit umgehen können.

In diesem Zusammenhang sollten Sie auch Ihren Körper akzeptieren. Sie müssen sehen, dass Sie auf der Erde untrennbar mit Ihrem Leib verbunden sind. Bringen Sie Ihrem Körper deshalb den nötigen Respekt entgegen, und akzeptieren Sie auch seine Makel. Zweifeln Sie nicht mehr an Ihrer Ausstrahlung, weil Sie Pickel oder sprödes Haar haben, sondern nutzen Sie die Kraft Ihres Körpers.

Die Vergangenheit entrümpeln

Um in den wahren Genuss Ihrer heilenden Sexualität zu kommen, müssen Sie Störfaktoren beseitigen, die Ihnen den Raum dafür nehmen. Es ist also Zeit, Ihre Vergangenheit zu entrümpeln und neuen Platz in Ihrem Bewusstsein zu schaffen. Dazu gehört, dass Sie mit den lästigen Dingen der Vergangenheit Frieden schließen und sich der Realität zuwenden. Diese Realität ist einzig und allein die Gegenwart und nicht Ihre längst vergangene Geschichte.

Nicht losgelassene Altlasten in Ihrer Biografie blockieren das Fließen Ihrer Sexualität, denn sie zapfen an Ihrer Energie und versetzen Sie in Stress. Wenn Sie Ihre vergangenen Erfahrungen und Verletzungen nicht loslassen können, werden Sie sich auch beim Sex nicht hingeben können, weil die Schatten der Vergangenheit immer noch auf Ihnen lasten.

Bleiben Sie nicht an der Vergangenheit kleben! Denken Sie daran, dass Sie nicht Ihre Vergangenheit sind. Sie sind nur im Hier und Jetzt Wirklichkeit. Nur in der Gegenwart kann sich Ihre ganze Energie zeigen. Nur im jetzigen Augenblick kann Ihre sexuelle Energie eine heilende Wirkung entfalten.

Wenn Sie sich aus der Sklaverei der Vergangenheit befreien, winken Ihnen allerlei neue Entfaltungsmöglichkeiten. Sie werden dann erkennen, dass Sie keineswegs nur von vergangenen Erfahrungen geprägt sind, sondern sich in jedem Augenblick neu erschaffen.

Entrümpeln Sie Ihr Leben! Verschwenden Sie nicht Ihre Energie, indem Sie die ganze Zeit an der Vergangenheit oder an gewissen Ereignissen festhalten. Entfalten Sie Ihre sexuelle Lust, und versprühen Sie die strahlenden Funken eines erfüllten Lebens!

Altlasten behindern Ihren freien Energiefluss; ein freier Geist, der den unmittelbaren Moment genießen kann, ist dagegen Balsam für den ganzen Organismus. Auch Überzeugungen über sich selbst behindern Sie in Ihrer Entfaltung. Sie verlieren sexuelle Energie und damit auch elementare Lebenskraft.

Geben Sie sich die Chance, sich völlig neu zu entdecken, und schließen Sie mit Ihren Erfahrungen Frieden. Denn oft sind es vergangene Konflikte und Streitigkeiten mit Mitmenschen, die uns unsicher machen und den freien Ausdruck hemmen. Wir haben Schuldgefühle, die uns innerlich aufzufressen drohen. Für eine heilsame Entrümpelung sollten Sie daher versuchen, sich selbst alles zu verzeihen, was Sie noch belastet und was Ihnen Schuldgefühle bereitet. Sehen Sie ein, dass Ihre vergangenen Taten menschlich sind, dann hören sie auf, Ihren freien Ausdruck zu hemmen.

Wenn Sie verziehen haben, dann vergeben Sie auch den Mitmenschen, von denen Sie verletzt wurden! Wenn Sie verzeihen, erlösen Sie Ihre inneren Konflikte und fühlen sich freier. Üben Sie zu verzeihen, dann werden Sie auch tief sitzende Komplexe auflösen, die Ihre freie Sexualität behindern.

Perfektionismus und Idealprojektionen

Perfektionismus ist der Feind einer heilenden Sexualität. Wenn Sie zu starke Erwartungen an sich selbst haben und sich stets neue Vorgaben machen, dann geraten Sie immer wieder in Stresssituationen. Sie werden sich niemals entspannen können und in Ihrer Kraft geborgen fühlen, wenn Sie Ihre Zeit damit vergeuden, einem illusionären Ideal-Ich nachzueifern. Statt sich also stets verbessern zu wollen, sollten Sie erkennen, dass Sie jetzt bereits alles Nötige für ein erfülltes Leben in sich tragen.

Rennen Sie nicht einer Illusion von Perfektion hinterher. Erwecken Sie Ihre Lust, und entspannen Sie sich. Genießen Sie sich selbst, und leiden Sie nicht unter Ihren Mängeln! Sie können nichts anderes sein als das, was Sie sind. Akzeptieren Sie sich, und versuchen Sie, sich in der befreienden Akzeptanz zu entspannen.

Wenn Sie Ihren Perfektionismus aufgeben und die übertriebenen Ansprüche zurückschrauben, dann werden Sie nicht mehr den Drang verspüren, Mängel zu kompensieren und in der Außenwelt nach Bestätigung für Ihre Qualität zu suchen. Sie müssen erkennen, dass es Ihnen an nichts mangelt. Sie können in Ihrer Kraft ruhen – auch ohne dem Ideal zu entsprechen!

Oft projizieren wir unsere eigene Unvollkommenheit auf die Außenwelt. Wir erwarten dann von anderen – zum Beispiel von unserem Liebespartner – genau das, was wir selbst nicht sein können. Diesen Vorgang nennt man Schattenprojektion. Unser eigener Anspruch an uns selbst wird in diesem Fall auf den Partner übertragen. Wir werden dann versuchen, unseren Partner zu verbessern, statt zu erkennen, dass wir eigentlich uns selbst verändern sollen.

Lassen Sie Ihrem Partner seine Eigenheiten, und projizieren Sie nicht Ihre eigenen Unzulänglichkeiten auf ihn! Lieben Sie ihn, auch wenn er nicht immer Ihren Wünschen entspricht. Bedenken Sie, dass übertriebene Wunschvorstellungen eigentlich tief verborgene Idealvorstellungen von Ihnen selbst sind.

Wenn Sie sich Ihrer inneren Mängel bewusst werden, können Sie diese akzeptieren. Sie werden dann Ihre Unvollkommenheit weder kompensieren noch auf andere übertragen müssen. Der ständige Drang nach Perfektion behindert Ihren freien Liebesfluss. Auch Ihre Sexualität wird angesichts eines konstanten Gefühls von Unzulänglichkeit niemals frei sein können. Leben Sie daher stets, als wäre der augenblickliche Zustand bereits Ihr vollends verwirklichtes Ideal.

Sich selbst lieben

Sich selbst zu lieben, ist viel schwerer, als unsere Mitmenschen gernzuhaben. Dennoch hängen beide Formen der Liebe miteinander zusammen. Sie sind zwei Seiten einer Medaille. Selbstliebe ist eine Voraussetzung dafür, Liebe geben zu können. Es ist klar, dass Sie mehr Liebe geben können, wenn Sie mit sich selbst zufrieden sind. Doch auch das Annehmen der Liebe spielt im Leben eine nicht zu unterschätzende Rolle. Wenn Sie die Liebe des Partners nicht annehmen können, sie förmlich an

Ihnen abprallt, wird er sich eines Tages ausgelaugt und unbefriedigt fühlen. Doch tatsächlich können Sie Liebe nur dann annehmen, wenn Sie selbst mit einer guten Portion Eigenliebe ausgerüstet sind. Tragen Sie noch unaufgelösten Selbsthass in sich, wird die Liebe Ihres Partners Ihnen keine Freude bereiten können.

Wenn es Ihnen an Selbstliebe mangelt, werden Sie nur mit Ihren Mängeln beschäftigt sein und unter sich selbst leiden. Sie können in diesem Fall nicht in einer heilsamen Selbstvergessenheit entspannen. Lieben Sie sich hingegen selbst, wird es Ihnen möglich sein, Liebe von anderen Menschen anzunehmen. Und mehr: Sie geben dann automatisch dadurch Liebe zurück, dass Sie Ihren Partner nicht zurückweisen. So entsteht ein gesunder Kreislauf der Liebe.

Durch Selbstliebe entwickeln Sie ein gesundes Verhältnis zu Ihrer Sexualität. Menschen, die starken Selbsthass hegen, verneinen auch ihre Sexualität. Eine gesunde Sexualität und Selbstliebe gehen miteinander einher.

Entfalten Sie Ihre Sexualität, und Sie werden sich leichter akzeptieren können! Sie werden eine unerschütterliche Kraft spüren, die Sie zufrieden macht. Versuchen Sie, aktiv Liebe für sich selbst zu empfin-

den. Umarmen Sie sich und Ihre Schwächen, und versuchen Sie, Liebe aktiv zuzulassen.

Manche Menschen behaupten, Selbstliebe wäre nicht erlernbar, sondern ein Ergebnis unserer Kindheitserfahrungen und Erziehung. Glauben Sie das nicht: Selbstliebe kann man lernen, das ist keinesfalls ein unmöglicher Prozess. Der Weg ist jedoch manchmal lang, weil er eine Auseinandersetzung mit dem ganzen bedrohlichen Selbsthass erfordert.

Schließen Sie Frieden mit Ihren Schattenseiten! Bedingungslose Liebe bedeutet, dass Sie auch Ihre Unvollkommenheit akzeptieren und als zu Ihnen gehörend empfinden können. Wenn Sie aufhören, gegen Ihre Fehler und Schatten anzukämpfen, dann werden diese Sie auch nicht mehr blockieren. Schließlich stehen nicht Ihre fehlerhaften Eigenschaften Ihrem Lebensglück entgegen, sondern Ihr kriegerischer Umgang damit.

Sich selbst lieben zu lernen, ist mehr als lohnenswert, denn die Selbstliebe wird Ihr Leben bereichern und Ihre Sexualität heilen. Sie werden mehr Energie besitzen und sich vom Leben tragen lassen. Doch ein erheblicher Anteil der Selbstliebe besteht darin, seine negativen Anteile und Eigenschaften zu akzeptieren.

Achtsamkeit, Ekstase und Erdung
– meditative Sexualität

Nachdem Sie im vergangenen Kapitel etwas über die persönlichen Voraussetzungen einer heilenden Sexualität erfahren haben, beschäftigt sich der folgende Abschnitt mit den energetischen Dimensionen von Sexualität. Achtsamkeit ist dabei das zentrale Moment einer tiefen Spiritualität.

Achtsame Sexualität

Achtsamer Sex ist intensiver Sex. Achtsamkeit meint dabei nicht (wie man vielleicht vermuten könnte) geistige Konzentration, sondern ein vollständiges Gewahrsein seiner Gedanken und Emotionen. Achtsamer Sex bedeutet, dass Sie bei der Wahrnehmung von sexueller Energie oder beim Liebesspiel selbst völlig in Ihrer Empfindung aufgehen können. Es gibt nur noch die Lust an sich, Sie sind verwurzelt in der Gegenwärtigkeit des Seins. Sie können jede Facette Ihres Körpers und Ihrer Energien spüren, während Sie umschlungen mit dem Partner in den Rausch der Liebe eintauchen. Ihr Kopf ist frei und Sie haben nun genug Raum für sexuelle Erregung und Liebe.

Diese sexuellen Energien sind mächtig und nicht zu unterschätzen. Sie haben die Fähigkeit, unsere Blockaden aufzulösen und unseren Geist von ungesunden Konzepten und Mustern zu befreien.

Wenn Sie lernen, achtsam zu sein, dann schaffen Sie in Ihrem Inneren einen heiligen Raum, in dem Empfindungen der Liebe und Lust wesentlich intensiver erlebt werden können.

Achtsamer Sex bedeutet aber nicht nur, dass Sie viel Platz für Ihre Liebe und Lust schaffen, sondern auch, dass Sie dabei mit all Ihren Emotionen in Kontakt treten. Wenn Sie den Kontakt zu Ihren Emotionen verlieren, dann wird sich die Liebe nur schwerlich in Ihnen manifestieren können. Sind Sie Ihren Gefühlen entfremdet, gleicht der Liebesakt einem mechanischen Vorgang.

Sex und spirituelle Entwicklung

Obwohl Sexualität in vielen Traditionen immer noch als etwas Dämonisches angesehen wird und dementsprechend verpönt ist, kommen wir nicht umhin, Sex als ein sehr wertvolles Werkzeug für die spirituelle Entwicklung anzusehen.

Sexualität ist elementare Lebenskraft und aus diesem Grunde sehr nützlich. Eine konstruktive und positive Nutzung der sexuellen Energien kann, wie bereits oben erwähnt, dazu dienen, sich von Blockaden psychischer und physischer Natur zu befreien. Sexuelle Ekstase kann zu heilenden Einheitserfahrungen führen. Wir gehen dann auf in vorbehalt- und selbstloser Liebe. Das ist der Weg zu Einsicht und geistiger Stille.

Dieses Buch soll Ihnen Anregungen geben, die göttliche Lust in Ihnen zu befreien. Sex wurde jedoch in unserer Gesellschaft bisher kaum mit Göttlichkeit assoziiert.

Wir müssen endlich einsehen, dass Sexualität ebenso von Göttlichkeit beseelt ist wie alle anderen Dinge auf der Welt.

Sex ist auch ein elementarer Teil unserer spirituellen Entwicklung. Erst durch eine gesunde Sexualität werden wir uns spirituell weiterentwickeln können. Eine krankhafte Sexualität wird uns immer am Boden halten und unglücklich machen, sodass wir uns kaum frei entfalten können. Wenn wir unsere Sexualität befreien, befreien wir auch uns selbst.

Viele spirituelle Meister ordnen die Sexualität einer niedrigen Bewusstseinsebene zu. Doch meiner Ansicht nach geschieht dies entweder aus eigener sexueller Frustration heraus oder aufgrund eines Missverständnisses. Mit Liebe praktizierter Sex wird nämlich nie etwas Niedriges sein, sondern stets ein zutiefst erfüllendes Geschenk darstellen.

Subtiler Sex und die Freuden des Körpers

Zwei Menschen sitzen nebeneinander, nicht einmal nackt, sie berühren sich nicht, und dennoch spüren sie so viel Lust aufeinander und knisternde Erotik, dass sie fast in Ekstase geraten.

Haben Sie eine solche Situation auch schon einmal erlebt? Sexualität besitzt auch ohne den sinnlichen, körperlichen Aspekt eine ungemein kraftvolle Energie. Wir können Sex also nicht nur auf den reinen körperlichen Akt beschränken. Dann wäre er ein blasser, liebloser Vorgang. Aber genauso wenig können wir unsere irdische und sinnliche Existenz verleugnen. Der Körper bietet Möglichkeiten zum Ausdruck unserer Liebe bzw. Lust und ist gleichzeitig Empfänger dieser Liebe. Sie können oder müssen Ihre sinnlichen Fähigkeiten benutzen, um die Liebe in sich spüren zu können.

Der Körper ist essenziell für das Empfinden von Sexualität und Lust. Aus diesem Grund sollten Sie sorgsam mit ihm umgehen: Nur dann können sich Energie und Leichtigkeit entfalten. Es macht keinen Sinn, Lust im Kopf zu erzeugen und dabei den Körper außer Acht zu lassen. Stellen Sie die möglicherweise gestörte Verbindung zu Ihrem Körper wieder her, schließen Sie wieder Freundschaft mit ihm.

Benutzen Sie Ihren Körper auch dazu, Ihre Lust auszudrücken! Leben Sie nicht rein geistig, sondern spüren Sie Ihre Erregung und Lust im ganzen Körper. Ein vollständig empfundener Körper wird Ihnen viel Freude bereiten und Sie von Grund auf glücklich machen!

Man könnte meinen, dieses Buch verkörpert in seiner Essenz eine recht weibliche Sicht von Sex: zart, energiegeladen, emotional und gefühlvoll. Die »harten« Männer, die gerne auch mal »männlichen« Sex haben, sollten sich nicht diskriminiert fühlen. Sex muss keinesfalls nur von himmlischen Engelsfanfaren begleitet werden und auf rein energetischer Ebene stattfinden, er kann durchaus erdig und hart sein, es dürfen die Fetzen fliegen, die Liebespartner dürfen sich ganz und gar »verspeisen«.

Ich betone subtile Energien vielmehr deshalb, weil ich deutlich machen möchte, dass wir beim Sex lieben sollen. Wir müssen bewusst versuchen, Liebe zu geben und zu empfinden, während wir in das Liebesspiel involviert sind, dann wird Sex nämlich eine erlösende und keineswegs blockierende Funktion haben.

Tantra

Tantra ist im Trend. Ursprünglich stammt es aus Indien, seine Wurzeln sind im Hinduismus zu finden. Aber die buddhistische Richtung des Tantrayana ist dank des tibetischen Buddhismus in der westlichen Gesellschaft stärker vertreten. Im Westen wird Tantra stark auf die sinnliche Komponente reduziert, gewürzt mit einer Prise Energie und Spiritualität.

Nach meinem Verständnis von Tantra gibt es den Menschen die wunderbare Möglichkeit, in geschützten Seminaren zu lernen, ihre sexuelle Energie als etwas Heilsames und Selbstverständliches zu empfinden. Das Erstaunliche dabei ist, dass die Menschen diese nur unter dem Vorwand der Spiritualität des Tantra ausleben. Die tantrische Sexualität stellt in diesem Fall sozusagen die Legitimation dafür dar, sich endlich das eigene Lustempfinden zu erlauben, ohne in Scham- und Schuldgefühlen zu versinken. Außerdem ist es natürlich ein inspirierendes und energetisch anregendes Erlebnis, zusammen in einer Gruppe Sinnlichkeit zu genießen. In anderem Kontext würde dagegen ein solches Erlebnis als frivol und triebhaft empfunden. Viele benötigen eben für das Ausleben ihrer Sexualität dieses Etikett der Spiritualität oder Göttlichkeit. Nur unter diesem Vorzeichen wird Sex nicht als beschämend und profan erlebt.

Doch warum existiert im Bereich der Sexualität ein solcher Dualismus? Warum ist es vielen nicht möglich, die sexuellen Energien als festen Bestandteil des Lebens in ihren Alltag zu integrieren? Warum können sie sich ihrer Sexualität nur innerhalb eines Tantraseminars bewusst sein?

Tatsächlich sind Sinnlichkeit und Sexualität im Alltag häufig mit einem Schleier der Scham verhüllt. Nicht nur, dass Sexualität kaum als etwas Spirituelles betrachtet wird – sie wird in unserer Gesellschaft ganz und gar als lasterhaft, grob und triebhaft angesehen. Wenn die eigene Sexualität jedoch unter dem Namen Tantra ausgelebt wird, erfährt sie hierdurch ihre Legitimation.

Die Unterscheidung von tantrischer und »normaler« Sexualität ist meiner Ansicht nach leicht zu erklären. Als Tantriker will man darauf verzichten, Teil einer pervertierten Massenbewegung zu sein. Tantra stellt somit eine Art Zufluchtsort für alle sinnlichen Menschen dar, die sich für die heilenden Energien einer spirituellen Sexualität interessieren.

Meiner Überzeugung nach sollten Sie sich von einem solchen Dualismus befreien. Durch die Unterteilung lassen Sie einen Teil Ihrer Sexualität verkommen. Sie sollten sich deshalb selbstbewusst erlauben, gesunde sexuelle Energien im Alltag zuzulassen. Das Ruhen in seiner sexuellen Energie sollte für jeden selbstverständlich sein. Eine derartige Selbstverständlichkeit würde die Sexualität wieder in gesunde Bahnen rücken.

Erdung und Orgasmusfähigkeit

Heutzutage fällt es uns sehr schwer, sexuelle Energien zu fühlen und uns gehen zu lassen. Doch auch in allen anderen Lebensbereichen können wir uns kaum entspannen, weil wir ständig Kopfentscheidungen treffen. Die übermäßige Ansammlung von Energien im Kopfbereich ist sehr problematisch. Wir versuchen, all unsere Probleme durch Gedanken zu lösen, während der Rest unseres Körpers ein tristes, abgespaltenes Schattendasein führt. Unser Beckenbereich und Unterleib, die Hauptregionen sexueller Lust, sind weitestgehend abgeschnitten von unserer Wahrnehmung. Die mangelnde Integration dieser und anderer Körperteile verursacht viel Stress und verhindert die sexuelle Entspannung.

Beachten wir unseren Körper zu wenig und verharren ständig in unseren Gedanken, führt das dazu, dass wir nicht mehr geerdet sind. Mit diesem »Nicht-geerdet-Sein« ist gemeint, dass wir nicht mehr ausreichend in der materiellen Welt verwurzelt sind. Erdung erfolgt durch unser Becken, durch unsere Sitzhöcker und das Steißbein und ist mit einer frei fließenden Sexualität untrennbar verbunden.

In der indischen Chakralehre liegt das sogenannte Wurzelchakra (Muladhara Chakra) im Bereich des Beckenbodens, zwischen Damm und Anus. Die Energie des Wurzelchakras versorgt den ganzen Beckenbereich. Bekanntlich ist das Wurzelchakra für unsere Verbindung mit der Erde verantwortlich. In den Beckenbereich hineinzuatmen führt daher zur Anregung des ersten Chakras und hilft so, uns zu erden.

Wenn Sie Ihre Blockaden in dieser Region aufgelöst haben, werden Sie die Energie der Erde nutzen und überschüssige Energie wieder an sie abgeben können. So kommen Sie außerdem in Kontakt mit Ihrer sexuellen Energie. Der Erdungsprozess ist also eine Grundvoraussetzung dafür, wieder in das sinnliche Empfinden zu gelangen.

Sie sollten versuchen, Ihre Energien wieder in den Beckenbereich zu leiten. Es ist gar nicht so schwer, sich zu erden und somit zu verwurzeln. Sie müssen einfach vermehrt Ihre Aufmerksamkeit auf den Beckenbereich richten und achtsam in diese Region hineinatmen. Wenn Sie beispielsweise meditieren, versuchen Sie, bewusst in Ihren Beckenbereich zu atmen und Ihren Körper im Augenblick zu spüren.

Durch das Atmen erlösen wir den Beckenbereich aus seinem Dornröschenschlaf.

Vor allem der weibliche Orgasmus hängt in gewisser Hinsicht von der Erdung oder, genauer gesagt, von der Verbindung zum eigenen Becken ab. Nicht umsonst wird in der Schulmedizin bei Orgasmusunfähigkeit Beckenbodentraining empfohlen. Durch das Training werden die Muskeln im Becken angeregt und vitalisiert, der komplette Beckenbereich wird sozusagen wiederbelebt, was sich auch beim Liebesakt positiv bemerkbar macht.

Eine weitere entscheidende Ursache für weibliche Orgasmusunfähigkeit ist Angst und das damit verbundene fehlende Vertrauen zum Partner und in den Lauf der Dinge. Viele Frauen haben große Probleme, sich fallen zu lassen. Wie gesagt, diese Probleme hängen von der Erdung ab: Eine gut geerdete Person hat stets ein Grundvertrauen in die Welt und kann bei einem befriedigenden Liebesspiel leicht einen Orgasmus bekommen. Meditative Achtsamkeit beim Liebesspiel und Entspannung im Beckenbereich begünstigen ebenfalls eine sexuelle Entfaltung.

Männliche Ejakulation

Orgasmusprobleme bei Männern sind dagegen eher selten. Das bedeutet jedoch nicht, dass Sie übertrieben häufig ejakulieren sollten. Auch wenn einige taoistische Lehren besagen, dass man durch häufige Ejakulation seine Lebensenergie verbraucht, verlassen einen sexuell aktiven Mann seine Lebensgeister jedoch keineswegs schneller. Dennoch sollten Sie nicht verschwenderisch mit Ihrem Ejakulat umgehen. Es ist durchaus möglich, dass der Mann einen Orgasmus bekommt, ohne zu ejakulieren. So behält er seine sexuelle Energie bei sich.

Ein paar Übungen für den Beckenboden und den PC-Muskel lassen Sie ungeahnte Möglichkeiten entdecken!

Auch können Sie als Mann Ihre Lust unabhängig davon genießen, ob Sie zu einem Orgasmus kommen. Statt beim Liebesakt nur darauf zu warten, endlich ejakulieren zu können, sollten Sie auf jeden Fall in die Tiefen der Lust eintauchen und mit den zahlreichen Facetten Ihres Lustempfindens spielen.

Spüren Sie die verheißungsvolle sexuelle Energie in Ihrem ganzen Körper, bis hin zu Ihrem Herzen!

Mit Ihrer Lust können Sie beim Liebesspiel mit Ihrer Partnerin, allein oder bei der Meditation spielen – es wird immer eine befreiende Wirkung haben! Doch eine Ejakulation und der Energieverlust, den diese nach sich zieht, können manchmal sehr ermüdend sein. Seien sie also hin und wieder sparsam mit Ihren Energien, und genießen Sie Ihre Lust auch ohne abschließende Ejakulation!

Sexuelle Ekstase

In einigen spirituellen Quellen wird die Ansicht vertreten, dass man in der sexuellen Ekstase zu Gott finden und sein Ego auflösen kann. Auch wenn das stimmen mag, so kann ein unvorsichtiger Umgang mit sexueller Energie doch auch gefährlich sein und uns stark verwirren.

Bei der sexuellen Ekstase, dem absolut gegenwärtigen Eintauchen in die Grenzbereiche der Lust, werden starke Energien freigesetzt – ähnlich wie bei der Kundalini-Energie in tantrischen Traditionen. Die Kundalini ist eine Kraft des Menschen, die plötzlich erwachen kann und als starke Welle der Energie durch den ganzen Körper schießt und so zu spirituellem Erwachen führt. Ist man ungeerdet, so kann sich die Intensität der sexuellen Lust nur im Kopfbereich ausbreiten. Die Folgen dieses Erlebnisses sind keineswegs so süß wie der Sex zuvor, man kommt in verwirrende Angstzustände und hat das Gefühl, den Boden unter den Füßen zu verlieren.

Wenn Sie sich mit Ihrem Partner in ekstatische Dimensionen der Lust vorwagen, dann vergessen Sie nicht, sich vorher ordentlich zu erden. Seien Sie präsent auf der Erde, fühlen Sie den Kontakt zu Ihrem Becken, und steigern Sie die sexuelle Intensität immer aus den unteren Bereichen des Körpers heraus.

Wenn Sie gut geerdet sind, kann Ihnen eigentlich nichts passieren.

Die spirituellen Aspekte des Teilens

Auf Seite 21f. wurde der ungewöhnliche Vorschlag einer Dreier-Fantasiereise zur Überwindung von Eifersucht gemacht. Eine solche Reise soll nicht nur dazu dienen, emotionale Probleme zu bearbeiten, sondern auch dabei helfen, sich von egoistischen Zügen zu befreien und die Lust mit dem Partner zu teilen.

Wenn wir lernen, in der Lust unseres Partners unsere eigene Lust zu entdecken, dann erfahren wir eine neue, befreiende Qualität der Liebe. Wir sollten mit unserem Partner einen gemeinsamen Weg einschlagen, unsere Lust mit ihm teilen. Wenn uns das gelingt, wird sich unser Bewusstsein erweitern und wir werden nicht mehr aus einer begrenzten und ängstlichen Vorstellung heraus leben, sondern aus einer starken inneren Freiheit lieben und lustvoll sein.

Meditative Vorbereitung

Oft wird die Lust auf Sex als eine spontane Wallung beschrieben, als ein Empfinden, das uns voller Leidenschaft überfällt. Das ist zwar richtig, aber trotzdem ist es nicht nötig, auf einen solchen Moment tagelang zu warten. Will man das nicht, empfiehlt sich eine gezielte Vorbereitung auf den Liebesakt, die keinesfalls so trocken und rational ist, wie man vermuten könnte.

Wenn wir in leidenschaftlicher Lust übereinander herfallen, weil die sexuelle Anziehung zum Partner so stark ist, dann kann das ein sehr ekstatischer Vorgang sein. Wir tauchen ganz und gar in den gegenwärtigen Moment ein, es gibt dann nur noch uns und den Menschen, den wir begehren. Wir lassen alle Gedanken los und verlieren unseren Verstand im Liebesspiel. Eine andere Option ist vereinbarter Sex, auf den man sich vorher gemeinsam vorbereitet hat.

Manchmal sind die frei fließenden Liebesenergien einfach blockiert. Wenn wir dann versuchen, den Liebesakt zu vollziehen, kann das ein sehr steifes Unterfangen sein, die Liebenden energetisieren sich dabei nicht mehr, sondern deprimieren sich eher gegenseitig. Frau und Mann sind sich uneinig, welche Stellung denn nun einzunehmen sei, und das Liebesspiel will einfach nicht in Fluss kommen. Oft versucht dann die Frau oder auch der Mann, dem Ganzen völlig zu entgehen. Doch es geht auch anders:

Sie können anfangen, sich dem Partner vor dem eigentlichen Sex zu nähern, indem Sie eine erotische Verbindung mit ihm aufbauen. Sie fangen einfach an, gemeinsam zu meditieren, setzen sich nebeneinander und beginnen, den Atem zu verfolgen. Wenn beide in die Stille ihres Geistes eintauchen und ihre Gedanken zur Ruhe bringen, bildet sich automatisch wieder ein Band zwischen ihnen.

Eine solche meditative Vorbereitung ist nicht schwer und erfordert auch nicht viel vorangegangene Meditationspraxis.

Die sexuelle Spannung entsteht bereits bei der Meditation, weil wir uns in dem Moment gegenseitig loslassen und trotzdem etwas Gemeinsames tun. Indem wir loslassen, kann sich jeder der beiden »Akteure« erfrischen und wieder Raum für neue Lust schaffen.

Im nächsten Kapitel wird noch einmal genauer darauf eingegangen, wie die Liebenden sich in der Partnerschaft miteinander verbinden und den Weg der Liebe und der Lust gemeinsam gehen können.

Partnerschaft – erfüllte Liebe zu zweit

Erfüllte Zweisamkeit

Sie haben vielleicht gemerkt, dass dieses Buch einige ziemlich unkonventionelle Ideen von Liebe und Lust enthält. Die romantische und monogame Zweierbeziehung ist jedoch keinesfalls dem Untergang geweiht. Erfüllung bedeutet nicht, dass wir die klassische Zweierbeziehung in eine offene Beziehung umwandeln müssen, um mehr Freiheiten genießen zu können. Ganz im Gegenteil: Eine langjährige Partnerschaft liefert einen fruchtbaren Nährboden für die eigene Entwicklung. In ihr lernen wir unsere Grenzen kennen, unsere Ängste und unsere Schattenseiten. Wenn wir diese jedoch erfolgreich gemeistert haben, winkt uns mehr Freiheit und Lebensfreude. Auch in der ständigen Konfrontation mit negativen Emotionen und Frust können wir mehr gewinnen als verlieren. Die einzige Voraussetzung dafür ist, dass wir den entstehenden Schmerz und die Wut in der Partnerschaft auch zulassen können. Erst wenn wir bewusst mit den Emotionen umgehen, sie wirklich spüren, können wir sie integrieren und auflösen. Seien Sie also froh, wenn Ihr Partner oder Ihre Partnerin Sie mit seinen/ihren Sperenzchen manchmal auf die Palme bringt und Ihr Selbstverständnis in Frage stellt.

Versuchen Sie nicht, wegzulaufen und nur nach dem Schönen zu trachten, sondern erkennen Sie die Chancen, die sich aus Konflikten ergeben! Lassen Sie zu, dass Ihre Schattenseiten hervorgerufen werden, und setzen Sie sich mit ihnen auseinander, denn Licht und Schatten bedingen einander.

Oft sind Partnerschaften heute instabil. Menschen binden sich nicht mehr so gern, sie möchten ein autonomes und selbstbestimmtes Leben führen. Viele Menschen tauschen ihre Partner schnell aus, wenn sie nicht mehr in das eigene Lebenskonzept passen. Unzählige Trennungen und Partnerwechsel sind die Folge. Wir sollten erkennen, dass entgegen dieser gesellschaftlichen Entwicklung erfüllte Liebe innerhalb einer langjährigen Partnerschaft erlebt werden kann. Wir müssen dafür nur einige Grundstrukturen der Zweierbeziehung hinterfragen.

Die Überzeugung, dass Partnerschaft Zwang und Einengung bedeutet und autonome Selbstverwirklichung verhindert, muss schleunigst aus unseren Köpfen verschwinden. Schließlich kann man sich auch zu zweit, jeder für sich und doch gemeinsam, entwickeln.

Eine Grundvoraussetzung dafür ist Gemeinsamkeit. Man muss lernen, sein Leben und seine Wünsche mit dem Partner zu teilen!

Alles andere führt zu Entfremdung. Wenn die Liebenden einander fremd sind, machen Sie sich gegenseitig für Ihre Unfreiheit verantwortlich. Doch die Schuld trägt letztendlich niemand.

Gemeinsame Wege und Loyalität

Die Liebenden müssen lernen, ihr Leben ohne Wenn und Aber miteinander zu teilen. Beziehen Sie Ihren Partner in Ihre Wandlungsprozesse stets mit ein. Sie müssen dafür ein wenig zurückstecken, dürfen nicht zu egozentrisch sein, müssen Ihre Freude mit dem anderen teilen.

»Das ist mein Leben und das ist dein Leben. Wir werden sehen, wie es letztlich zusammenpasst!« Diese Lebenseinstellung findet in unserer individualisierten Gesellschaft großen Anhang – und ist ziemlich unproduktiv. Liebe impliziert zunächst den Mut, unseren Partner in unser Inneres vordringen zu lassen, ganz gleich, ob dadurch Stolz- oder Schamgefühle ausgelöst werden. Zudem sollten wir für die Entwicklung unseres Partners stets offen sein und sie freudig begrüßen, statt ihn voller Argwohn zu betrachten, um dadurch mehr Kontrolle über ihn zu gewinnen.

Über Ihre Gefühlslage sollten Sie genauso sprechen wie über Ihre Fantasien und Vorstellungen. Sie haben schließlich nichts zu verlieren! Wenn Sie nicht darüber sprechen, verdrängen Sie ein elementares Ausdrucksbedürfnis. Verdrängung führt irgendwann zu Unfreiheit. Die Folge ist, dass zumindest einer der Partner denkt, er müsse den anderen verlassen, um seine tief in ihm schlummernden Träume endlich doch verwirklichen zu können. Die Alternative ist oft heimliches Fremdgehen. Typisch hierfür ist die jahrelange Affäre mit der eigenen Sekretärin, während die treue Ehefrau daheim die Betten bezieht und auf die Kinder aufpasst. »Irgendwie ist es doch gemütlich zu Hause. Aber die sexuelle Befriedigung gebührt nur mir allein, und die hole ich mir außerhalb des Ehebettes«, lautet dann die Devise.

Vielleicht haben Sie Angst, Ihre Fantasien mit dem Partner zu teilen, weil Sie befürchten, verurteilt oder sogar verlassen zu werden. Wenn Sie sich aber ehrlich mit dem Partner austauschen würden, wäre seine Reaktion vermutlich keineswegs so schlimm wie befürchtet. Geheimniskrämerei irritiert Ihren Geliebten vermutlich wesentlich mehr als eine offenherzige Darlegung Ihres Innenlebens. Woher wissen Sie, dass Ihr Partner nicht ähnliche Wünsche hat wie Sie? Ein solches »Geständnis« erfordert jedoch zunächst einmal eine gehörige Portion Mut.

Doch zögern Sie nicht zu lange, und beziehen Sie Ihren Partner in Ihre Wünsche mit ein. Aller Wahrscheinlichkeit nach wird Ihr Gegenüber es sogar sehr genießen, Fantasien mit Ihnen zu teilen.

Wir sollten versuchen, in der Partnerschaft eine grundlegende Ehrlichkeit und Loyalität zu kultivieren und den Partner nicht aus Angst vor Ablehnung anzulügen. Doch Offenheit und Ehrlichkeit setzen eine hohe Integrität voraus.

Integrität bedeutet, dass wir uns auch unsere vermeintlich schwachen Emotionen wie Eifersucht eingestehen. Wenn Sie eifersüchtig sind, sollten Sie das vor sich selbst zugeben. Das Verleugnen von Eifersucht funktioniert nicht, denn irgendwann wird die Verleugnung in Wut umschlagen, die Sie dann mit voller Wucht gegen den Partner richten.

Gestehen Sie sich Ihre Eifersucht ein, sanft aber ehrlich. Sprechen Sie mit Ihrem Partner, aber unterlassen Sie direkte Vorwürfe!

Vorwürfe bauen Mauern zwischen Ihnen und Ihrem Liebsten auf. Wenn Sie sich Ihre Eifersucht eingestehen, wird Ihr Partner vermutlich liebevoll und verständnisvoll reagieren, und es wird Ihnen leichtfallen, das quälende Gefühl wieder loszuwerden.

Fabelhafte Inspirationen

Ihr Liebesleben muss nicht langweilig werden und einschlafen.

Seien Sie ruhig kreativ, und bringen Sie ein paar ungewöhnliche und fantastische Elemente in Ihre Erotik mit ein.

Wenn Sie Inspiration für Ihr Liebesspiel brauchen, dann machen Sie gemeinsam ein paar anregende Fantasiereisen. Wir lernen in der Fantasie, unsere Lust mit dem Partner zu teilen, ohne dabei den Kontakt zu ihm zu verlieren. Das ist ein sehr befreiendes und spirituelles Erlebnis.

Meditation als Ritual

Wenn es einmal nüchterner sein soll, kann man natürlich – wie schon erwähnt – auch zusammen meditieren. Gemeinsame Meditation ist ebenfalls eine Methode, mit der man das intime Zusammengehörigkeitsgefühl stärken kann. Auch wenn Meditation in erster Linie nicht viel mit dem Liebesspiel zu tun hat, kann sie durchaus bereichernd und anregend sein.

Die Wirkungen einer gemeinsamen Meditation sind vielfältig. Zum einen kann ihr eine rituelle Funktion zukommen. Zum Beispiel, wenn wir uns jeden Abend 20 Minuten Zeit dafür nehmen, gemeinsam mit unserem Partner zu meditieren. Es ist eine Zeit, die exklusiv den Liebenden gehört. Zum andern lernen wir, für einen Moment einander loszulassen. Unstimmigkeiten des Tages werden aufgelöst, die Basis der Beziehung energetisch gereinigt und neue erotische Energie aufgebaut.

Werden Sie sich während der Meditation einmal Ihres Unterleibes bewusst, und fühlen Sie, wie sich die energetische Spannung der Liebe und der Sexualität zwischen Ihnen und Ihrem Partner aufbaut.

Vielleicht werden Sie nach der nüchternen Meditationspraxis ja wild und frei übereinander herfallen und herrlichen Sex haben.

Weibliche und männliche Wunschvorstellungen

Weibliche und männliche Rollen sind ein klischeebeladenes und schwieriges Thema, das durch vielfältige Vorurteile geprägt ist. Die nachfolgend geschilderten Wunschvorstellungen gelten nicht für alle; jeder Mensch hat andere Wesenszüge und somit auch andere Vorstellungen. Manche fühlen sich vielleicht in den kommenden Absätzen völlig verstanden, andere wiederum werden entsetzt den Kopf schütteln. Der folgende Abschnitt versucht eine Aussage für den Durchschnitt zu treffen. Dabei kann diese Darstellung – wie andere Gesellschaftsskizzen auch – nicht auf gewisse Klischees und Stigmatisierungen verzichten.

Zuerst erfolgt eine Darstellung dessen, wie sich eine Frau ihren Mann wünscht:

Ein Mann muss Paradoxien überwinden, er muss das eine sein und gleichzeitig das andere verkörpern, auch wenn beides vermutlich gegensätzlich und unvereinbar erscheint. Frauen mögen Männer, die ihnen ergeben sind und sie verehren – aber das reicht nicht. Sie müssen gleichzeitig autonom sein! Frauen lieben Männer, bei denen sie die Gewissheit haben, dass ihr Partner nicht von ihnen abhängig ist, dass er noch Hunderte von Frauen mit seiner Liebeskunst beglücken könnte, sich aber freiwillig für sie entscheidet. Männer müssen Integrität beweisen, ihre Ziele immer vor Augen haben und kinderlieb sein. Sie dürfen keinesfalls Pantoffelhelden werden – und ihrer Geliebten ehrlich gemeinte Komplimente machen können. Männer müssen ihre eigene Wahrheit immer vor Augen haben, das macht sie erst richtig sexy! Dennoch sollten sie in der Lage sein, sich hinzugeben, zu weinen und feminin zu sein – um sich dann wieder voller Stärke der eigenen visionären Lebensaufgabe zu widmen.

Auf keinen Fall wollen Frauen Männer, die ihre Mutter noch nicht losgelassen haben, denn die meisten Frauen möchten nicht Mutter für ihren Ehemann sein. Männer sollen weich sein und dennoch die Frau auch leidenschaftlich in den Strom des Lebens reißen können. Kritik an der Frau ist erlaubt und erwünscht, sofern sie der Frau Möglichkeiten eröffnet, sich weiterzuentwickeln und ihre guten Seiten zu kultivieren. Gockel mit herausgestreckter Brust, die dauernd um ihren Status und ihre Beliebtheit in der Gesellschaft kämpfen müssen, sind nicht so beliebt. Der Mann muss sich selbst treu bleiben und dabei in sich ruhend über den Normen und Verkehrungen der Gesellschaft stehen, er muss nicht allen gefallen wollen, Anerkennung und Ruhm nicht mehr nötig haben.

Nach dieser Auflistung ist Ihnen vielleicht schwindlig geworden, und Sie werden, zumindest als Mann, denken, dass Sie hier eine Aufgabe vor sich haben, die sich über 20 Reinkarnationen erstrecken wird. Tatsächlich ist es fast unmöglich, all diese Wünsche zu erfüllen. Kein Mann kann und muss so perfekt sein, wie oben beschrieben. Denn die Frau muss eigentlich nur erkennen können, dass ihr Partner sich bemüht, dann wird sie ihn auch mit ihrer Liebe beglücken.

Ich setze die Aufzählung hier fort und schildere die männlichen Wünsche an eine Frau:

Auch Männer mögen Frauen, die in sich selbst ruhen. Die Frau sollte sich nicht ständig über ihre kleinen Fehler beschweren. Allerdings darf sie energisch zicken, fauchen und den Mann herausfordern, ihn zur Verzweiflung bringen. Frauen sollten nicht komplett den gesellschaftlichen Normen verfallen, sondern vielseitig, sanft und selbstständig sein. Das Herz der Frau soll dabei empfänglich und offen sein, sie darf sich hingeben und ihre Weiblichkeit und Schönheit mit allen Sinnen genießen. Männer wollen keine Frauen mit maskulinen Zügen. Genauso wenig wie brave, keusche Ehefrauen, die jedes Gericht in Sekundenschnelle auf den Tisch bringen. Männer lieben Frauen, die mit ihrer spirituellen Herzenskraft die Welt verändern können. Es ist nicht die Arbeitsteilung, die wichtig ist. Es geht tatsächlich um die innere Kraft der Liebe, eine Kraft, die Frauen zu Göttinnen macht.

Irgendwo in diesen Aufzählungen wird sich wohl fast jeder Mann und fast jede Frau wiederfinden ...

Das »richtige« Verhalten beim Sex

Über das richtige Verhalten beim Sex wird viel diskutiert. Perfektes Verhalten gibt es aber nicht. Tatsächlich kommt es beim Liebesspiel weniger auf bestimmte Regeln als auf die richtige innere Haltung an. Den Akt voller Liebe und intensiver Lust zu vollziehen ist sicherlich erfüllender, als nur triebhaften und mechanischen Sex zu haben. Auf eine solche Zusammenkunft kann man sich gezielt vorbereiten, indem man vor dem Sex die Liebesverbindung zueinander pflegt und versucht, eine gemeinsame erotische Energie aufzubauen. Der Sex muss sich dann auch nicht auf den eigentlichen Beischlaf beschränken.

Ziehen Sie sich nackt aus, und fangen Sie als Mann an, Ihrer Frau den Nacken zu massieren und Ihren Kopf zu kraulen!

Sie wird sich herrlich entspannen und ihr Herz öffnen! Durch die einfache fantastische Kopfmassage wird in ihr die Leidenschaft geweckt werden. Kratzen Sie Ihre Frau zärtlich an ihren Armen und Beinen, sie wird es lieben! Sie werden sehen: Wenn sich Ihre Frau entspannt, dann werden auch Sie genießen können. Natürlich funktioniert das Ganze auch andersherum. Ein Mann lässt sich ebenfalls gerne von seiner Frau verwöhnen – auch wenn er es manchmal nicht so zugeben möchte. Geben Sie Ihrem Sex mehr Spielraum, und seien Sie weniger direkt, dann wird das körperliche Liebesspiel voller Energie sein.

Freiheit, Verwahrlosung, Enthaltsamkeit – Sex in der Gesellschaft

Egoistischer Sex

Auf dem Buchmarkt gibt es einige Werke, die dazu anleiten, Frauen und Männer zu manipulieren und zu verführen. Doch ist das die Freiheit einer sexuell »offenen« Gesellschaft?

In Wahrheit sind solche Vorgehensweisen ein kleiner Hohn auf die Erotik. Die Liebe spielt bei einem solchen Vorgehen keine Rolle mehr. Sex ist in jenen Anleitungen nicht Ausdruck von Liebe, sondern von purem Besitzdenken. Der natürliche Lauf des Lebens wird völlig ignoriert. Frauen und Männer werden zu Gegenständen, die man als Produkt besitzen möchte. Ein paar Verführungskünste können durchaus helfen, wieder in das Gefühl für die eigene Sexualität zu gelangen. Doch die beschriebene Form der Verführung ist eine Verkehrung der Lust und damit auch der Menschlichkeit.

Heutzutage bleibt Sex leider häufig ein egoistischer Vorgang. Das Ansammeln möglichst vieler sexueller Erfahrungen geschieht heute bei vielen keinesfalls mehr aus einem instinktiven Paarungstrieb heraus, sondern aus einem Mangel an Liebe und

Integrität. Es dient zur Aufwertung der eigenen Persönlichkeit.

Permanente Selbstbestätigung ist ein Mittel, sich der Angst vor dem Tod zu entziehen. Es gibt den Menschen ein Gefühl von Lebendigkeit, wenn sie die Bestätigung dafür erhalten, dass ihr sterblicher Körper noch schön und begehrenswert für andere ist. Und die Menschen tun alles, um sich nicht mit ihrer Sterblichkeit konfrontieren zu müssen ...

Das Dilemma der Lieblosigkeit

Viele Menschen identifizieren sich heute mit dem, was sie besitzen. Dies kann auch eine Frau oder ein Mann sein. Sie wollen an allem festhalten, sie haben panische Angst vor Einsamkeit. Der Lauf der Dinge, der unaufhaltsame Fluss des Lebens, wird ignoriert und durch eine Scheinsicherheit ersetzt.

Wir könnten all unsere Selbstbezogenheit auch gegen ein wenig Liebe, Humor und Bescheidenheit austauschen. Das würde es uns erheblich erleichtern, Vertrauen in den Lauf des Lebens zu haben.

Darüber hinaus sollten wir hinterfragen, aus welchen Beweggründen wir eigentlich sexuell agieren. Wollen wir andere Menschen mit der Kraft unserer Liebe und Lust beglücken, oder wollen wir nur unsere Minderwertigkeitskomplexe kompensieren? Letzteres führt früher oder später zu einer Depression oder einer anderen Krise. Dem kann man vorbeugen, indem man sich mit der eigenen Persönlichkeit auseinandersetzt und seine Ziele und Motive hinterfragt.

Sex ist im Großen und Ganzen in der heutigen Gesellschaft von einer ungewöhnlichen Lieblosigkeit geprägt. Wir versuchen, vor unserem Gefühl von existenzieller Sinnlosigkeit davonzulaufen, indem wir es durch äußere Stimulation überdecken. Viele junge Leute sind gar nicht mehr von dem Drang bestimmt, dem schönen Mädchen/Jungen von der Party etwas von der eigenen sexuellen Lebensfreude und Liebe zu geben. Ihr Handeln basiert vielmehr auf dem Bedürfnis nach Aufwertung. Dabei sind gerade die Menschen, die exzessiv andere verführen, nur Opfer ihrer sexuellen Unzulänglichkeit. Sie haben weder gelernt, sich hinzugeben, noch, aufrichtig zu lieben.

Sexuelle Erfahrungen sollte jeder machen dürfen. Diese Erfahrungen sollten aber aus einem natürlichen Bedürfnis heraus gesammelt werden. Sie sollten nicht von der Idee bestimmt werden, dass die Anzahl von Sexualpartnern den eigenen Wert steigert.

Wenn wir in unserer Gesellschaft wirklich sexuell befreit wären, dann hätten wir es nicht nötig, die Sexualität derart zu banalisieren, oder anders gesagt: Die sexuelle Banalisierung und Materialisierung hat ihren Ursprung in einem Mangel an freier Sexualität.

Wir sollten deshalb unsere Wahrnehmung von Sexualität überprüfen. Warum wollen wir sexuell aktiv sein? Wozu brauchen wir Sexualität? Wenn wir uns in Ruhe diese Fragen stellen, werden unsere Schamgefühle und unsere Minderwertigkeitsgefühle an die Oberfläche gelangen, wir werden uns der Muster, die sich dahinter verstecken, bewusst werden.

Wir werden uns dann auch nicht mehr aus moralischen Gründen schämen, sondern höchstens für Momente, in denen wir uns selbst gegenüber nicht ehrlich waren. Durch die Konfrontation mit unserer wahren Persönlichkeit können wir Einsicht darein gewinnen, aus welchen Beweggründen wir handeln. Wir werden uns nach einer direkten Selbstkonfrontation wesentlich freier fühlen. Unsere Handlungen werden zukünftig authentischer sein, denn sie geschehen nun tatsächlich aus unserem inneren Antrieb heraus, aus unserem Wunsch heraus, und nicht, weil wir damit unser Selbstwertgefühl steigern müssen oder Anerkennung von der Gruppe brauchen.

Sexualität als Konsumgut

Wir erlangen Prestige und Status, wenn wir sexuell aktiv sind, und werden ein gesellschaftlicher Außenseiter, wenn wir es nicht sind. Sex ist nicht mehr ein besonderes Erlebnis, sondern ein gesellschaftliches Statussymbol. Wenn Sie sich Schulklassen oder Jugendliche im Allgemeinen anschauen, merken Sie, dass beim Thema Sex alle mitmachen. Ob dieses Interesse aus einer echten Empfindung stammt oder nicht, alle machen mit, sie laden Pornofilme aus dem Internet herunter, verwenden schlüpfrige und vulgäre Wörter, um bloß nicht als Außenseiter zu gelten. Es ist aber nichts Natürliches, dauernd vulgäre Wörter zu verwenden. Vielmehr handelt es sich dabei um eine ungesunde Erscheinung unserer Zivilisation.

Doch auf diese Weise ist Sex mehr ein gedankliches Konstrukt geworden und basiert nicht mehr auf einer tiefen Lustempfindung. Wir unterdrücken mit den Gedanken und dem Gerede über Sex unsere tatsächliche Lust. Und eine solch ungesunde und gehemmte Sexualität wirkt sich wiederum auf die Gedanken aus. Es geht bei einem solchen Gebaren nicht darum, wie sexuell aktiv die Menschen tatsächlich sind, schließlich könnten wir alle auch sehr aktiv sein und einfach nur in der Empfindung der sexuellen Energie verweilen, statt alles mit dem

Kopf zu steuern oder damit zu prahlen. Dennoch unterliegen wir dem Zwang unserer Gedanken. Ebenso berechnend, wie wir Algebraaufgaben lösen, gehen wir auch mit der aufkeimenden Sexualität um. Wir sind getrennt von unserem Gefühl und unserer Lust und zu sehr in unseren Gedanken verhaftet.

Die Sexualität verliert zunehmend ihre Unschuld, indem sie vom Körperlichen in den Kopf geholt wird. Wenn wir sehen, wie in der Gesellschaft mit Sex umgegangen wird, ist das kaum verwunderlich.

Machen wir uns bewusst, dass die Jugendlichen als eine Art Spiegel der Gesellschaft fungieren. Sie sind ein »Produkt« ihrer Eltern, Großeltern und Lehrer und nicht nur der Manipulation durch die Pornografie. Und viele Eltern sind nicht gesund verankert in ihrer Sinnlichkeit und in ihrer Liebesfähigkeit. Wie sollen ihre Kinder es da lernen? Auch ein manipulativer Pornomarkt entsteht nur, wo es eine Nachfrage danach gibt. Wir sollten uns also nicht der Verantwortung entziehen und erkennen, dass wir ein Gesellschaftssystem ausgebildet haben, in dem sexuelle Verwahrlosung gefördert wird. Wie gesagt: Diese Entwicklung wird nicht bedingt durch die Macht der Pornoindustrie oder die Möglichkeit, sich Sexfilme im Internet anzuschauen. Sex wird einfach generell nicht als etwas Natürliches und Menschliches angesehen. Eine gesunde sexuelle Reifung scheint in solch einem Umfeld gänzlich unmöglich zu sein. Die Folge sind sexuelle Störungen. Würden wir Sex als einen festen und natürlichen Bestandteil unseres Lebens akzeptieren, als Bereicherung und Schlüssel zur Lebensfreude erkennen, dann würde dies einen starken positiven Einfluss haben. Wie soll ein Kind sich natürlich entwickeln, wenn seine Eltern selbst unter ihrer Sexualität leiden? Würde Sex nicht so verdammt werden, wären Jugendliche in der Gesellschaft auch in ihrer Sexualität sicherer aufgehoben und müssten sich keine lieblosen Nischen suchen. Warum gibt es eine sexuelle Verwahrlosung in der Gesellschaft? Wir müssen die Strukturen, die eine solche Entwicklung bedingen, untersuchen und aufbrechen. Darüber zu lamentieren, den Kopf zu schütteln und auf altbackene Floskeln wie »Früher war alles besser!« zurückzugreifen, bringt herzlich wenig.

Sinnlichkeit üben

Auswege aus der sexuellen Misere finden wir nicht durch staatliche Reformen. Wir müssen das ganze System hinterfragen, in dem Lieblosigkeit und Verwahrlosung überhaupt entstehen kann. Wir müssen ALLE zu unseren wahren Empfindungen zurückkehren. Gemeint ist eine freier Kontakt zu unserer Sexualität, nicht aus dem Kopf heraus, sondern sinnlich und natürlich.

Wir dürfen uns nicht auf die individuelle Ebene beschränken oder darauf, Einzelnen den Kopf zu waschen. Vielmehr hat es, wenn wir uns selbst von unseren Blockaden und Neurosen befreit haben, auch Einfluss auf unsere Mitmenschen. Wir brauchen keine aufwendigen wissenschaftlichen Untersuchungen anzustellen, um eine gesunde Sexualität in der Gesellschaft zu etablieren.

Natürlich hat die moderne Gesellschaft auch einige Vorteile: Wir sind freier geworden, leiden nicht mehr unter einer Zensur und dürfen uns frei ausdrücken. Doch beschränken sich die Errungenschaften unserer Zeit auf die geistige Ebene. Unsere Sinnlichkeit haben wir nicht weiterentwickelt. Machen wir also das Beste daraus, und benutzen wir unseren Verstand dazu, uns der Probleme im sinnlichen Bereich bewusst zu werden und diese in positiver Art und Weise zu beeinflussen. Nutzen wir die Chancen, die uns gegeben sind! Setzen wir unseren hoch entwickelten Geist oder Verstand ein, um zu erkennen, dass wir auf der sinnlichen Ebene viel nachzuholen haben.

Die Balance zu halten zwischen dem Geistigen und dem Sinnlichen ist kein unerreichbares Ideal, sondern ein realistisches Ziel. Viele von uns haben sich in ihrem geistigen Bewusstsein weiterentwickelt, ihre sinnlichen Fähigkeiten, zu denen auch Sex und Liebe gehören, jedoch abgespalten. Wir müssen diesen Irrtum aufdecken und unser sinnliches Empfinden in Einklang mit unserem Verstand bringen. Tun wir dies nicht, wird sich wahre Erotik niemals in uns entfalten können.

Hören Sie auf, Ihre Sinnlichkeit zu bekämpfen, und hören Sie auf, Kälte und Biederkeit zu leben! Strahlen Sie Herzenswärme und Sinnlichkeit aus! Das Geistige allein kann Ihnen kein erfülltes Leben bieten. Seien Sie mutig, und befreien Sie sich aus dem Gefängnis Ihres Kopfes! Wenn Sie etwas weniger vergeistigt leben, bedeutet das nicht gleich, dass Sie unethisch handeln und mit Ihrer animalischen Kraft Unheil anrichten werden. Wenn Sie mit Ihrem Herzen und Ihrer Liebe in Kontakt kommen und sich diese mit Ihrer geistigen Erkenntnisfähigkeit verbinden, werden Sie endlich ein ganzer Mensch sein können.

Homosexualität

Die Freiheit, seine Homosexualität leben zu dürfen, ist eine große Weiterentwicklung in unserer Gesellschaft. Wir haben uns befreit von alten Klischees und Vorurteilen und sehen langsam ein, dass Homosexualität nichts Teuflisches oder Böses ist. Dennoch ist es noch ein weiter Weg bis zur endgültigen Akzeptanz Homosexueller. Sie sind noch keineswegs komplett integriert in unserer Gesellschaft, sondern vielmehr nur formal respektiert.

Sehen Sie als Beispiel nur das »Outing«. Würde Homosexualität tatsächlich komplett als normal empfunden, müsste man sich dann wirklich noch »outen«? Sie wäre selbstverständlich, und das Etikett »schwul« oder »lesbisch« würde wegfallen.

Wir müssen Homosexualität vollständig akzeptieren als etwas, was einfach da ist, ohne die Menschen zwanghaft in Kategorien einzuteilen.

Das braucht alles noch seine Zeit. Die Gesellschaft muss offener werden, ihre geistigen und moralischen Vorurteile endlich ablegen und versuchen, durch ihre Liebe wahrzunehmen. Es gäbe dann keine formalen Kategorien mehr wie »homosexuell«, »bisexuell« und »heterosexuell«. Die Klassifizierungen entfachen ein illusionäres Gefühl des Getrenntseins. Ohne sie gäbe dann nur noch den Menschen und das Sein an sich.

Sex und Kirche

Die Kirche versucht, sich sehr stark gegen die sexuelle Verwahrlosung zu engagieren. Doch dabei erschafft sie einen Dualismus, der gar nicht existent ist. Es fehlt eine ganzheitliche Sicht auf die Probleme. Was die Kirche ignoriert, ist die Sinnlichkeit als Mittel der Verbundenheit zwischen Liebenden. Wenn die Kirche sich aktiv an der Problemlösung beteiligen möchte, müsste sie ihre Botschaft der Nächstenliebe nicht nur als theologisch-geistiges Konzept verbreiten, sondern das Empfinden mit einbeziehen. Mit ihrer aktuellen Haltung kann die Kirche nicht zur Versöhnung der Fronten beitragen. Meiner Ansicht nach schafft sie vielmehr eine Nische, in der sich »gute« Christen über den »bösen« Rest der Gesellschaft stellen können. Doch eine solche Separation ist sicherlich der falsche Weg.

Enthaltsamkeit oder Freizügigkeit

In der Menschheitsgeschichte schlugen die Menschen, was Sex betrifft, oft zwei verschiedene Wege ein. Der eine Weg war der der freien sexuellen Entfaltung, der andere der der strikten Enthaltsamkeit. Tatsächlich gibt es diese Zweiteilung jedoch nicht, denn beide Konzepte sind rein aus dem Geiste entstanden. Die Enthaltsamkeit sollte uns ursprünglich den Weg zu Gott ebnen, stattdessen hat sie Krisen und Neurosen ausgelöst und uns von Gott noch ein Stück weiter entfernt. Die Behauptung, dass wir durch zwanghafte Enthaltsamkeit und Selbstkasteiung den Weg zu Gott finden, ist nicht logisch. Wo Zwang herrscht, da wird sich meiner Überzeugung nach das Göttliche nicht entfalten können.

Statt uns Konzepte aufzuerlegen, müssen wir vielmehr an unserem Menschsein arbeiten. Solche Zweiteilungen entfernen uns aber von diesem angestrebten ganzheitlichen Menschsein. Gott schlummert in uns, oder besser: Wir werden dadurch göttlich, dass wir als Mensch ganz werden – und nicht durch selbst gewählte Zerstückelung. Erst als ganzer Mensch erlangen wir spirituelle Weisheit, sodass sich das Göttliche in uns entfalten kann. Das geschieht, wenn wir die Unsinnigkeit des Egoismus erkennen, unsere sinnlichen Seiten akzeptieren und uns der Alleinherrschaft des Kopfes entziehen. Wir sollten also nie nur den einen Weg gehen und den anderen ausschließen. Wir müssen uns aus unserer Ganzheit heraus erkennen und die Harmonie zwischen Geist und Sinnlichkeit wiederherstellen, dann werden wir auch die richtigen Entscheidungen treffen.

Enthaltsamkeit rein aus Prinzip heraus zu leben funktioniert in der Praxis nicht. Zuerst sollten wir unsere Sexualität vollständig integriert haben. Doch auch danach macht es wenig Sinn, blindlings den Anweisungen irgendeiner Autorität oder eines Buches zu folgen. Wir müssen stets aus unserer eigenen Intuition heraus leben. Wir werden scheitern, wenn wir aufgrund irgendeines Ideals enthaltsam leben, während unser Unterleib sich vor Verlangen verselbstständigt. Nicht allein unser Verstand darf darüber entscheiden, wer wir sind und wie wir leben.

Wir müssen immer aus dem Moment heraus empfinden und dürfen uns nicht in unseren Möglichkeiten selbst beschränken. Sich »in Formen gießen zu lassen« und dann danach zu leben, macht uns unglücklich!

Die 68er

Die Anhänger der 68er-Bewegung wollten ein Ende der konservativen Beengung, sie hatten Ideale, wollten sexuelle Befreiung und Mündigkeit. Im Endeffekt hat die Bewegung aber nicht die gewünschte Wirkung erzielt, zumindest was die Befreiung von sexuellen Blockaden betrifft.

Die Revolution war nämlich keineswegs grundlegend sinnlicher Natur. Sie wurde aus einem Ideal heraus geboren. Doch zu starke Ideale zeugen häufig von Mängeln in den Menschen selbst. Diese Mängel – bzw. Blockaden – blieben jedoch bestehen, weil viele Menschen sich zwar oberflächlich den Ideen der Revolution anschlossen und auch die freie Liebe als dazugehöriges Konzept praktizierten, jedoch tief in ihrem Innern nicht wirklich mit sich im Reinen waren und ihre Sexualität nicht als etwas Natürliches und Selbstverständliches erlebten.

Hätte die Bewegung uns tatsächlich von der sinnlichen Kraft der Erotik und von den Möglichkeiten der Sexualität als Schlüssel zu neuer Lebensfreude überzeugt, und nicht nur geistige Konzepte verbreitet, dann hätten die 68er auch eine größere Durchschlagskraft gehabt. Ideale können nur einige wenige Menschen überzeugen: Das neue Ideal lässt uns zu einer Gemeinschaft werden, es gibt einen kleinen Ruck in der Gesellschaft, der aber nur einen Teil der Menschheit erfasst.

Die 68er-Bewegung war einfach kein ganzheitliches Feuerwerk, das die Menschen in ihrem Bewusstsein hätte verändern können. Sexuelle Neurosen und Verdrängungen wurden nicht aufgelöst, sondern lediglich die damaligen gesellschaftlichen Normen und Prinzipien verändert und erweitert. Erweiterte Normen und Prinzipien allein sorgen jedoch nicht für eine Genesung der Gesellschaft.

Neue Wege der Integration

Wir müssen unsere Sexualität der Alleinherrschaft des Kopfes entziehen. Ideale in unser sexuelles Empfinden zu mischen bedeutet keine Befreiung. Ideale implizieren immer einen Mangel an etwas, doch wahre sinnliche Liebe und Lust kennen keinen Mangel, denn sie sind für sich genommen einfach vollkommen. Wir sollten deshalb die Freiheit in uns selbst suchen, statt dem Ideal der befreiten Sexualität nachzulaufen.

Viele Menschen wählen den Weg der Enthaltsamkeit, weil sie der Meinung sind, Sexualität und Liebe seien nicht vereinbar. Die Entscheidung für die Enthaltsamkeit wird aber meist nicht aus einer inneren Freiheit heraus getroffen, sondern aus Furcht vor den Schmerzen, die Lust mit sich bringt. Enthaltsame Menschen behaupten oft, sie würden sich lieber der Liebe widmen und deshalb auf Sex völlig verzichten, was in meinen Augen ein Widerspruch ist. Liebe wird erst dann ganz, wenn die Sexualität integriert ist. Liebe ohne Sexualität wird immer sehr äußerlich bleiben.

Enthaltsame Menschen kompensieren dann ihre sexuellen Blockaden, indem sie beispielsweise besonders hilfsbereit oder sozial engagiert sind. Solche Bemühungen sind zwar gut gemeint, aber auch dieses Verhalten wird immer oberflächlich bleiben, denn es basiert nicht auf Liebe. Wir engagieren uns in diesem Fall nur deshalb sozial, weil wir unsere eigenen Missstände kompensieren wollen. Wir können aber auch ein ganz anderes Dasein führen. Dafür müssen wir uns von unseren sinnlichen Blockaden befreien und wahre Lebensfreude entdecken. Dann, nachdem wir an uns gearbeitet haben, können wir anderen Menschen zur Seite stehen.

Wenn wir von unseren Blockaden befreit sind und eine ausgeglichene Sexualität leben, wird dies eine positive Wirkung auf die Menschen haben, denen wir helfen möchten. Ein Mensch, der mit sich selbst zufrieden und glücklich ist, kann bereits mit seiner bloßen Ausstrahlung Freude verbreiten. Ein solcher Mensch wird zu seinem Gegenüber eine gleichwertige Beziehung aufbauen und ihn nicht von oben herab bemitleiden. Er wird seinen hilfsbedürftigen Mitmenschen auf diese Weise zu Selbstständigkeit verhelfen und sie nicht als Opfer betrachten.

Scham und Ekel –
sexuelle Verdrängung und ihre Folgen

Verdrängung der Sexualität
und die Rolle der Kirche

Wir kommen nun zum Thema der sexuellen Verdrängung und ihrer Folgen. Dieses Themengebiet wurde von der Psychoanalyse schon sehr ausführlich behandelt. Dennoch ist es kein Aspekt, der der Vergangenheit angehört oder den wir ad acta legen können. Sexuelle Verdrängung hängt eng mit einem Mangel an Sex, Lebensfreude und emotionaler Erfüllung zusammen.

Als Hauptangeklagter der Ermordung der Sinnlichkeit wird immer wieder die Kirche genannt. Doch eine Ablehnung der Sexualität gab es auch schon vor dem Christentum und in anderen Kulturen. Die breit gefächerte kulturelle und moralische Verdrängung begann aber tatsächlich mit dem Wirken des Christentums.

Ein kleiner und grober historischer Abriss genügt, um die Problematik der sexuellen Verdrängung anhand der Kirchengeschichte deutlich zu machen. Beginnen wir mit der Vorstellung von der Erbsünde und dem Sündenfall. Diese Bibelstelle wurde in ihrer symbolischen Bedeutung nicht erfasst, falsch interpretiert und in gewisser Hinsicht auf eine sexuelle Komponente beschränkt. Die höllische Lust und der teuflische Sex waren es laut Interpretation, die den Menschen aus seiner Symbiose mit Gott gerissen hatten. Doch ein gründliches Bibelstudium zeigt, dass die Ursache der Erbsünde Ungehorsam bzw. die Abkehr von Gott war. Erst im Laufe der Geschichte wurde dann die Sexualität als das Vergehen angesehen. Man kam zu der Überzeugung, dass Nacktheit und Lüsternheit Gott erzürnen würden und deshalb sündhaft wären. Körperfeindlichkeit verbreitete sich, und Sexualität wurde auf die Ehe beschränkt und einzig als Mittel zur Fortpflanzung akzeptiert. In der Scholastik hielt Augustinus Sexualität und Sinnlichkeit für eine Sünde. Laut ihm entsprach Lust keinesfalls der menschlichen Urnatur, sondern einer Abkehr von Gott. Die Dämonisierung der Lust und die daraus resultierende Scham darüber, ein sexuelles Wesen zu sein, erreichte damit ihren Höhepunkt.[1] Die Überzeugung, dass einzig der Geist göttlich, Körperbezogenheit hingegen ein Laster sei, wurde von vielen theologischen Seiten vertreten.

---

[1] Joerg H Fehige: *Sexualphilosophie. Eine einführende Annäherung,* Berlin u.a. 2007 und Lutz van Dijk: *Die Geschichte von Liebe und Sex,* Frankfurt 2007.

Diese kurze und leicht polemische Skizze dient nicht allein der Kirchenkritik. Vielmehr will ich auch zeigen, dass sexuelle Verdrängung im Abendland eine lange Geschichte hat – was keineswegs bedeutet, dass sie heute nicht mehr existiert.

Kollektive Verdrängung

Heutzutage sind die Menschen aufgeklärter, mündiger und können selbst über ihr Schicksal entscheiden. Wer deshalb jedoch meint, dass wir frei wären vom Einfluss der historischen Verdrängung, irrt. Selbst Atheisten sind geprägt von der christlichen Tradition und anderen Überlieferungen. Verdrängung ist immer noch ein aktuelles Thema, die Menschen können oftmals in ihrer Sexualität nicht frei agieren. Die Gesellschaft ist voller moralischer Vorstellungen und Werte, die über Generationen hinweg weitergegeben wurden. Diese übernommenen Werte vermischen sich mit unseren eigenen, sodass wir sie nicht mehr unterscheiden können. Körperfeindliches Gedankengut ist Teil unserer Sozialisation.

Um den verinnerlichten Moralvorstellungen zu entkommen, müssen wir unsere eigenen Denkmuster untersuchen. Wir müssen überprüfen, ob die gesellschaftlichen Normen, die uns vermittelt wurden, tatsächlich wahr sind und unserer Intuition entsprechen. Das ist ein schwieriges und mutiges Unterfangen, denn in dem Fall, dass wir die gesellschaftlichen Normen ablehnen, riskieren wir, ein gesellschaftlicher Außenseiter zu werden.

Hinterfragen Sie, was man Ihnen gesagt hat, und das, was Sie hören und sehen! Hören Sie auf Ihr Bauchgefühl, und versuchen Sie, die Dinge zu erkennen, statt Ihre Sinnlichkeit zu verdrängen, um sich dem Kollektiv anzupassen.

Emanzipation vom Gedankengut der Gesellschaft bedeutet nicht, dass wir ihr den Rücken zukehren. Wir sollten jedoch unsere eigene Wahrheit kennen. Wenn wir verstehen, wie die Mechanismen der kollektiven Verdrängung funktionieren, dann finden wir auch einen Weg heraus, und wir werden voll frischer Energie unsere Sinnlichkeit annehmen können.

Haben Sie keine Angst davor, andere Menschen vor den Kopf zu stoßen, die in ihren traditionellen Mustern verharren! Sie werden diese Menschen nicht verletzen, wenn Sie voller Herzlichkeit und Integrität Ihr neu entdecktes, intuitives Selbst verkörpern.

Kollektive Gedankenmuster haben einen großen Einfluss auf unsere individuelle Sexualität. Wir bekommen festgefahrene Ideen darüber vermittelt, wie Sexualität zu sein hat, wie die Ehe geführt werden muss oder was alles zu einer erfüllten Ehe gehört. Wir müssen jedoch sehen, dass diese Ideen oft Angst und sinnlicher Befangenheit entspringen; sie dienen ihrer Kompensation. An den Ideen selbst ist zunächst einmal nichts auszusetzen. Sie sollten jedoch auch unsere sinnliche Lust und Liebe ansprechen und nicht Konstrukte einer rationalen Übereinkunft sein, Konstrukte einer Welt der schönen Bilder.

Statt sich den gesellschaftlichen Idealen zu unterwerfen oder stets zu versuchen, den Erwartungen anderer zu entsprechen, können Sie auch einfach Ihre Lust wiederaufleben lassen!

Sexualität bedeutet Macht; unterdrückte Sexualität dagegen ist Machtlosigkeit. Unterdrücken Sie Ihre Sexualität, sind Sie ohnmächtig. Agieren Sie jedoch sexuell befreit, so sind Sie erfüllt und entwickeln eine ungemeine innere Stärke. Erst dann sind Sie auch bereit, anderen Menschen Ihre ganze Liebe zu geben.

Freudsche Verdrängung

Überspitzt gesagt, hatten für Freud fast alle Probleme ihren Ursprung in sexueller Verdrängung.

Auch Krankheiten konnten für Freud die Konsequenz sexueller Verdrängung sein.

Meiner Meinung nach hat Freud zwar den elementaren Wert von Sexualität für die menschliche Psyche erkannt, jedoch zu viele persönliche Dinge letztlich auf das Sexuelle beschränkt. Prinzipiell wurden die Auswirkungen und Folgen sexueller Verdrängung allerdings von ihm genial analysiert. Vor allem ist es sein Verdienst, dass der Zusammenhang zwischen Neurosen und sexueller Verdrängung entdeckt wurde.

Tatsächlich macht sexuelle Verdrängung unglücklich und unzufrieden. Wer seine Lust »in den Keller abschiebt« und dann trotzdem erwartet, ein freier Mensch sein zu können, verfolgt eine naive Wunschvorstellung. Genauso wenig verschwindet die sexuelle Lust durch spirituelle Weisheiten oder Meditation. Je mehr man seine Lust als Laster empfindet, als etwas, was heimtückisch und lästig ist, desto mehr wird sie sich auf unangenehme Weise bemerkbar machen.

Verdrängte Sexualität als Volkskrankheit

Sexuelle Verdrängung lässt sich durchaus als Volkskrankheit bezeichnen, die erstaunlich weit verbreitet und in allen Bildungsschichten zu finden ist. Viele Menschen sind in ihrem sinnlichen Ausdruck gehemmt; die Folge ist eine unfreiwillige Biederkeit.

Häufig wird Sex als etwas Unheimliches oder Bedrohliches betrachtet. Oder wir finden – wie schon beschrieben – eine zu ausgeprägte Kopflastigkeit vor. Diese wiederum kann zu sexuellen Dysfunktionen, Frigidität und Depression führen. Auch in der Bildung werden das Phänomen Körper und damit auch die Sinnlichkeit zu wenig berücksichtigt. Bei dem griechischen Philosophen Platon umfasste Bildung stets Körper, Geist und Seele. Das gegenwärtige Konzept von Bildung dagegen ist gänzlich auf das Geistige ausgerichtet. Auch der häufig dürftige Sportunterricht kann diese Tendenz nicht ausgleichen. Schule sollte jedoch nicht nur die geistigen Fertigkeiten trainieren, sondern allumfassend und ganzheitlich auf das Leben vorbereiten. Und Ganzheitlichkeit schließt stets die Sinne mit ein.

Die heutige Gesellschaft ist also geprägt von einem ungesunden Verhältnis zum eigenen Körper. Zwar sind gegenwärtig auch Wellnessprogramme, Massagen und Yogaseminare in Mode, was bereits einen großen Fortschritt darstellt. Dennoch ist die Verbindung zwischen Körper und Geist oftmals erheblich gestört, der Körper wird als etwas materiell Abgespaltenes empfunden und benutzt. Wir geben dem Körper keinen Raum in unserer Wahrnehmung, weil wir uns fast gänzlich auf unseren Kopf konzentrieren. Der Körper wird vielmehr als Last empfunden, ohne dass wir erkennen, dass wir selbst einen erheblichen Einfluss auf ihn haben können.

Viele Krankheitssymptome sind die Folge eines mangelnden Körperbewusstseins. Aber irgendwann macht sich der Körper trotzdem bemerkbar – zum Beispiel in Form von plötzlichen Schmerzen. Doch auch die erkennen wir oftmals nicht als Warnsignal dafür, dass mit unserem Körperbewusstsein etwas nicht stimmt. Stattdessen geben wir unserem Körper auch noch die Schuld für all die unangenehmen Symptome. Aber Vorsicht: Körperfeindlichkeit ist auch eine Feindlichkeit gegenüber unserem Lustempfinden und damit gegenüber der Lust am Leben selbst!

Fühlen Sie noch heute in Ihren Körper hinein, egal was Sie tun, ob Sie schreiben, essen oder lernen! Bleiben Sie mit Ihrem Körper in Kontakt. Versuchen Sie, achtsam jede Regung Ihres Körpers zu spüren, und beobachten Sie, wie Ihr Körper auf Gefühle reagiert, statt dass Sie sich immer nur auf den Geist zu verlassen.

Wir können mit unseren Sinnen Freundschaft schließen, indem wir unsere emotionalen Regungen mit dem Körper in Einklang bringen. Diese Verbundenheit wird uns dabei helfen, Stress, Wut oder Frust sofort als eine Körperreaktion zu empfinden und aufzulösen, ohne uns unzählige Gedanken darüber zu machen.

Auf diese Weise schulen Sie Ihr Körperbewusstsein, und Sie können sich in Ihrem Körper wieder heimisch fühlen. Mit einem gesunden Körperbewusstsein werden Emotionen wesentlich besser verarbeitet. Wir werden uns leichter und lebendiger fühlen.

Wenn unser Körperempfinden gestört ist, dann ist auch unsere sexuelle Energie gehemmt. Wir müssen uns also verstärkt um unseren Körper kümmern! Wenn beispielsweise Ihr Beckenboden unflexibel ist, weil Sie vor Jahren aufgehört haben, ihm Aufmerksamkeit zu schenken, dann kann sich Ihre Lust nicht frei entfalten, und Sie sind unglücklich. Wenn Sie in Ihr Becken atmen, werden Sie auf Widerstände stoßen, die sich über viele Jahre aufgebaut haben. Bleiben Sie mit Ihrem Bewusstsein dort, lösen Sie die Blockaden. Irgendwann wird Ihr Becken wieder weich und biegsam sein, und Ihre Lust kann sich frei entfalten. Sie werden sich augenblicklich energetisierter, freudvoller und frischer fühlen, Ihr ganzer körperlicher Ausdruck wird sich verbessern.

Missbrauch

Wenn wir uns den sexuellen Blockaden widmen, kann es uns gelingen, diese aufzulösen. Menschen, die Opfer eines sexuellen Übergriffs geworden sind, haben in diesem Bereich weit mehr Probleme. Sie haben häufig wegen Schamgefühlen und sexuelle Ekelgefühle ein gestörtes Verhältnis zu ihrer Sinnlichkeit. Missbrauchsopfer haben Sexualität in einer ohnmächtigen Rolle erlebt und können Sex daher oft schwer von dieser Erfahrung lösen. Bei Menschen, die als Jugendliche missbraucht worden sind, gerät die ganze sexuelle Entwicklung aus den Fugen. Es ist für sie sehr schwer, Sex als etwas Freudvolles und Befreiendes zu erleben. Eine Auflösung der Blockaden ist aber auch hier vielfach möglich. Wichtig ist zunächst die Erkenntnis, dass sie als Opfer keine Schuld an dem Vorfall tragen.

Auch ihre Sexualität muss befreit werden, sie müssen ihre Erfahrungen loslassen und dabei merken, dass sie mit einer unterdrückten Sexualität keineswegs weiterkommen. Eine blockierte Sexualität hilft ihnen nicht, den Missbrauch zu verarbeiten.

Erst wenn sexuelle Energie wieder frei fließen kann, werden sie endgültig von den schlimmen Erfahrungen befreit sein.

Eine gute Methode, mit der sie diese Entwicklung unterstützen können, ist die Meditation. Sie hilft dabei, sich den gegenwärtigen Moment wieder bewusst zu machen, die vergangenen Erfahrungen loszulassen und mit dem momentanen Ich wieder in Kontakt zu treten.

Denken Sie immer daran, dass Sie nicht nur Ihre Vergangenheit sind! Sie können sich davon loslösen und Ihre Energie und Kraft in der Gegenwart voll ausschöpfen.

Sinnlichkeit in Zeiten der Perversion

In einer oft lieblosen und zum Teil pervertierten Welt fällt es den meisten Menschen sehr schwer, ihre Liebe und Lust in völliger Freiheit auszudrücken und zu leben. Freie Sinnlichkeit zu entfalten, ist ein fast unmögliches Unterfangen, vor allem für Frauen. Schon wenn man einen schönen Rock trägt, nicht unbedingt um zu gefallen, sondern aus einem sinnlichen Körpergefühl heraus, werden gleich jede Menge begierige Blicke angelockt. Diese »Gaffer« leiden meist sehr stark an ihrer sexuellen

Unzulänglichkeit und holen sich ihre Stimulation, indem sie sich energetisch an andere Menschen haften. Sie binden sich sozusagen an die sexuelle Ausstrahlung der Menschen an und versuchen davon zu profitieren. In Waschsalons, in der S-Bahn oder im Supermarkt, nirgendwo wird »frau« von diesen Gestalten verschont.

In einer solchen Welt macht es natürlich keine große Freude, seiner eigenen Sinnlichkeit Ausdruck zu verleihen. Schließlich will man nicht gleich belästigt werden, nur weil man sich schön fühlt. Es macht aber auch wenig Sinn, sich absichtlich hässlich zu machen, um die eigene Schönheit in der Öffentlichkeit zu verbergen. Man sollte sich das Gefühl für die eigene Schönheit und Erotik nicht nehmen lassen. Das bedeutet jedoch keinesfalls, dass man sich aufreizend anziehen sollte. Frauen sollten sich aber von unangenehmen Gaffern auch nicht in ihrer Sinnlichkeit einschränken lassen. Selbstsicher in seiner Sinnlichkeit zu sein, gelingt nicht, indem man seine Unsicherheiten durch ein frivoles Äußeres kompensiert, sondern durch das Spüren seiner eigenen erotischen Kraft, die sich ungehindert entfalten kann. Ein Sich-Verstecken wäre der falsche Weg und würde die dunklen Gestalten erst recht in ihrer Existenz bestätigen. Erdung, Stabilität und Selbstsicherheit sind gefragt, denn die Umwandlung der Gesellschaft erfolgt nicht dadurch, dass man sich von solchen Gestalten in Angst und Schrecken versetzen lässt, sondern dadurch, dass man sich ihnen stellt und offen die Meinung sagt.

Freie Sinnlichkeit in der Gesellschaft erreichen wir immer durch unsere eigene innere Haltung.

Wir dürfen uns nicht erschrecken und verunsichern lassen und so unser Lustempfinden verdrängen, sondern müssen stets unsere innere Wahrheit und Sinnlichkeit leben!

Immer mutig und bodenständig müssen wir das Wahre, Schöne und Gute verkörpern. Nur so erreichen wir eine Transformation der Gesellschaft, nur so können wir all das integrieren und auflösen, was unsere freie Entfaltung hemmt. Es ist förderlicher, die liebevolle Sinnlichkeit in uns zu kultivieren und damit die Menschen zu beeinflussen, als das Schlechte bekämpfen zu wollen.

Die Kraft des Seins

Die Fähigkeit, das Leben anzunehmen und einfach nur »zu sein«, hängt zu einem großen Teil von unserer sexuellen Kraft ab. Wenn wir in unserer Sinnlichkeit verankert sind, werden wir den Sinn unseres Daseins nicht ausschließlich in äußeren

Dingen suchen. Unser Selbstwertgefühl und unser Verständnis von Selbstverwirklichung müssen nicht von unseren Leistungen abhängen.

Fühlen Sie Ihre sexuelle Kraft, und Sie werden sich dem Fluss des Lebens hingeben und die Leichtigkeit des Seins genießen können. Denken Sie daran, dass aller Besitz vergänglich ist, während die Sexualität eine permanente Kraft in Ihrem Leben darstellen kann.

Eine Frau, die ihre Weiblichkeit, ihre Sinnlichkeit und Herzensgüte frei ausleben kann, wird in ihrem Leben glücklich werden. Ihren Taten wird dann durch die innere Kraft ihrer Erotik erst der richtige Glanz verliehen. Spüren auch Sie also Ihre Sexualität und Ihre Liebe, anstatt einfach nur in der Gesellschaft zu funktionieren.

Für Männer gilt das Gleiche. Auch sie sollten stets mit ihrer sexuellen Kraft in Kontakt sein. Sie können sich dann viel stärker durch ihre Männlichkeit definieren, als ausschließlich durch ihre gesellschaftlich anerkannten Leistungen.

Wenn wir Liebe und Sinnlichkeit in unserem Dasein zulassen, werden wir nie das Gefühl haben, Versager zu sein. Selbst wenn wir an unseren gesellschaftlichen Aufgaben scheitern, unsere Ideale und Ziele nicht alle verwirklichen können, werden wir so weiterhin voller Elan durchs Leben gehen können. Das sinnliche Erleben unserer Existenz gibt uns so viel Selbstvertrauen, dass wir keine Angst mehr haben, an den Anforderungen des Lebens zu scheitern. Unser Selbstwertgefühl wird dann aus uns selbst kommen und nicht mehr von veränderlichen äußeren Umständen abhängen.

Wir haben die Neigung, sexuelle Blockaden mit Besitz zu kompensieren. Statt uns frei zu fühlen, werden wir dann darauf bedacht sein, unseren Besitz zu vervielfachen, und versuchen, uns durch unsere Habe zu definieren.

Leben Sie aus Ihrer Sinnlichkeit heraus, und Sie werden sich frei fühlen. Aus dieser Freiheit heraus wird jegliches Vorhaben in Ihrem Leben eine neue Qualität erhalten.

Wenn Sie anfangen, aus Ihrer sexuellen Energie heraus zu leben, bedeutet das keineswegs, dass Sie Ihre Stunden und Tage antriebslos im Bett verbringen werden. Vielmehr werden Sie endlich Ihre Lähmungen, Ängste und Blockaden beiseitelegen und Ihre Aufgaben mit einem besonderen Vergnügen erfüllen können.

Eros und Agape – Vereinigung der Liebe

Rückblick

Ich habe bisher sehr viel über Sex gesprochen und dabei viele emotionale und gesellschaftliche Aspekte erwähnt. Das vorliegende Kapitel beschäftigt sich weiterhin mit Sexualität, ich gehe nun aber deutlich mehr auf die universell-spirituelle Dimension von Sex und Lust ein.

Wie Sie gemerkt haben werden, waren die Kapitel alle nicht in einem sehr ernsthaften Ton verfasst. Das liegt daran, dass weder Sex noch Liebe noch Spiritualität immer ein ernstes und trockenes Thema sind und sein müssen. Sie sind Grundlagen der menschlichen Existenz, können aber deshalb durchaus auch humorvoll betrachtet werden. Die ersten Kapitel dienten dazu, ein Basisverständnis für die sinnliche Liebe und Lust zu entwickeln. In ihnen ging es mir darum, zu zeigen, wie wichtig es ist, unsere Selbstsicherheit und Selbstachtung aufzubauen und dabei gleichzeitig unsere Sichtweisen und Konzepte zu hinterfragen. Nun sind Sie aber sicher bereit, ein wenig philosophischer zu werden …

Sex und Liebe als untrennbares Ganzes

Warum gehören Sex und Liebe zueinander, und warum lassen sich beide nicht voneinander trennen? Die Antwort auf diese elementare Frage ist schon in den vorigen Kapiteln angedeutet worden: Liebe und Sex sind ein untrennbares Ganzes! Sex ohne Liebe wird immer nur ein formaler, triebbefriedigender, aber leerer Akt sein, genauso wie die Liebe eine gesunde Sexualität braucht, um sich sinnlich entfalten zu können. In unserer Gesellschaft ist jedoch eine künstliche Trennung der beiden Aspekte entstanden, sodass sich bereits (wissenschaftliche) Thesen häufen, die besagen, dass langjährige Liebe ein freies und befriedigendes Lustleben ausschließt. Dies ist natürlich völliger Unsinn. Selbst in einer langjährigen Beziehung können sich Liebe und Lust wunderbar ergänzen. Es bedarf keiner von Hormonen überschütteten Verliebtheit, um in einer Beziehung lustvoll zu sein. Natürlich wird sich in einer von Besitzdenken geprägten Ehe eine frei fließende Sexualität nicht entfalten können, denn zu dieser gehören Freiheit und Spielraum zur persönlichen Entwicklung. Liebe und Sex sind aber trotzdem eine Einheit, denn Sex ohne Liebe bringt keine Erfüllung.

Aktive Liebe

Liebe ist dabei ein weitläufiger Begriff, doch was genau bedeutet er? Wenn wir von Liebe sprechen, dann ist damit oft ein Gefühl der persönlichen Zuneigung zu einem anderen Menschen gemeint. Liebe ist dabei nicht nur ein passives Unterfangen und die Fähigkeit, sich hinzugeben, sich zu verlieben. Wir kommen nicht umhin, Liebe stets als etwas Aktives und in jedem Augenblick Neues zu erschaffen, Liebe in uns zu erzeugen. Es geht darum, Liebe zu geben, zu versuchen, bedingungslos zu lieben. Unsere Lust und Liebe aufzubauen erfordert Achtsamkeit.

Aktive Liebe zu praktizieren ist dabei nichts, was mit einer willentlichen Absicht vorgenommen wird, denn der Wille ist ein Produkt des Geistes. Der Wille ist stets auf ein Ziel ausgerichtet, während die Liebe schon das Ziel an sich ist.

Liebe umfasst stets unsere ganze Person, sie entspringt dem achtsamen Umgang mit all unseren Facetten, wie den körperlichen Blockaden, Emotionen und Gedanken. Liebe kann dann entstehen, wenn wir in bewusstem Kontakt mit uns selbst sind und den gegenwärtigen Moment ohne lästige Gedanken annehmen können. Eine lustvolle Gedankenleere hilft dabei, dass sich Lust und Liebe in Ihrem ganzen Körper ausbreiten können.

Fragen Sie: Kann ich wahrhaftig lieben, wenn mein Geist überfüllt ist von immer wiederkehrenden Gedanken und Problemen? Kann ich lieben, wenn ich mich dem Moment nicht hingebe, weil ich an meinen Problemen leide?

Nein, die frei fließende Liebe und vor allem Ihr Lustgefühl entfalten sich erst dann in aller Vollkommenheit, wenn Ihr Geist nicht beschäftigt ist! Liebe erfordert einen freien Geist und eine gute Verbindung zu unserem Körper. Wir lieben, wenn wir frei sind. Wir können nicht nach moralischen Werten, aus Schuldgefühlen, dem Bedürfnis nach Sicherheit oder aus Pflichtbewusstsein lieben, denn das wäre einzig und allein eine Liebe im Kopf. Liebe entsteht genauso wenig aus Gewohnheit oder aus unseren automatisierten Denkprozessen.

Nur wenn wir das gelernt haben, können wir uns unserer ganzen Liebes- und Lustfähigkeit bewusst werden. Aus diesem Grunde ist die Eigenliebe auch eine wichtige Voraussetzung für unsere Liebesfähigkeit. Wenn wir uns selbst gegenüber achtsam sind, dann fällt es uns leichter, uns selbst zu lieben. Liebe muss daher immer die Liebe zu der eigenen Person umfassen.

Verletzung und Frustration

Wenn wir seelisch verletzt oder kritisiert werden, dann würden wir der anderen Person am liebsten unsere ganze Wut ins Gesicht schreien. Ein solches Dampf-Ablassen ist zwar verlockend, führt aber auf Dauer zu noch mehr Blockaden.

Versuchen Sie, jede Regung, jede Körperreaktion und jede Emotion bewusst zu betrachten, bevor Sie den Liebesfluss zu der betreffenden Person abbrechen.

Normalerweise fällt es uns schwer, den Augenblick der Verletzung bewusst zu betrachten. Doch wenn wir das nicht tun, empfinden wir keineswegs den gesamten Schmerz, sondern spalten uns sowohl von der Konfliktsituation als auch von unseren Emotionen ab. Durch die Abspaltung von uns selbst und von der Situation erfolgt auch eine Abspaltung von unserer Liebesfähigkeit und unserem gesamten Lustempfinden, was dazu führt, dass wir von negativen Gedanken überflutet werden, uns noch schlechter fühlen und uns gänzlich in unser Schneckenhaus zurückziehen.

Beobachten Sie Ihre Empfindungen, ohne sie zu bewerten! Versuchen Sie dabei, Ihren Liebesfluss zu bewahren, egal wie sehr es Ihnen in dem jeweiligen Moment auch schwerfallen mag.

Sie werden gesünder mit Ihrer Verletzung umgehen können, vor allem wenn Sie nicht vergessen, dass Liebe stets etwas Lustvolles ist.

Warum sind Sie in Liebesdingen eigentlich so oft frustriert? Ein wichtiger Grund ist der, dass Sie ein Konzept dafür haben, wie Liebe überhaupt zu sein hat. Da sind Erwartungen und Ideale, die den freien Liebesfluss blockieren. Eine andere Ursache ist der mangelnde Kontakt zu Liebe und Lust.

Wenn Sie diese Art von tief sitzenden Blockaden auflösen möchten, müssen Sie sich der Vorgänge in Ihrem Innern bewusst werden. Durch Bewusstwerdung lösen Sie Ihre negativen Emotionen auf und hauchen Ihrem Dasein wieder neue erotische Energie ein. Auf diese Weise können Sie ohne Widerstände Liebe aussenden und aufnehmen.

Geben und Nehmen

Liebe geben und Liebe empfangen bedingen sich im Leben wechselseitig. Doch oft können wir zwar einigermaßen gut unsere Liebe aussenden, stoßen aber in uns auf erhebliche Widerstände, wenn es darum geht, Liebe anzunehmen. Es fällt uns schwer, geliebt zu werden, weil wir uns minderwertig fühlen und glauben, diese Liebe nicht verdient zu haben.

Befreien Sie sich aus dieser Vorstellung! Schließlich gibt Ihnen die andere Person ihre Liebe gern. Nehmen Sie die Liebe an, dann werden Sie sich glücklich und zufrieden fühlen!

Agape und Eros sind zwei Formen der Liebe. Sie haben sehr viel mit Geben und Nehmen zu tun. Es sind zwei gegensätzliche Prinzipien. In ihrer Vereinigung stellen sie die höchste Form der Liebe dar. Eros wird assoziiert mit dem irdischen Aspekt der Liebe, mit Aktivität, der Erzeugung von Liebe, Sex und Leidenschaft. Agape hingegen meint den eher spirituellen Aspekt der Liebe, passiv, mitfühlend, bedingungslos und universell. Der Zusammenschluss von Eros und Agape symbolisiert die höchste Form der Liebe, eine Art vollständige Liebe. Es ist wichtig, beide Formen der Liebe in uns zu vereinen.

Die Einheit der Gegensätze ist der Weg zur Erleuchtung, zur Vollkommenheit. Yang und Yin im Daoismus, Shiva und Shakti im Tantrismus und eben Eros und Agape in der abendländischen Tradition … Alles strebt nach der Vereinigung der Gegensätze zu einer vollkommenen Einheit.

Diese Vereinigung existiert auf universeller Ebene, aber auch im privaten, nämlich in der Liebe zwischen zwei Menschen. Das höchste Ziel in der Liebesbeziehung ist ebendiese Vereinigung, eine spirituelle Kommunion im Liebesspiel, in der alle Gegensätze verschmelzen und wir eins mit dem großen Ganzen werden.

Wir sollten zusammen mit unserem Partner die Einheit mit dem großen Sein anstreben, um eine spirituell erfüllte Liebesbeziehung zu leben. Fangen Sie also gleich damit an!

Sex im Daoismus

In einigen daoistischen Strömungen ist der Sex keineswegs so verpönt wie im Christentum. Wir können den Daoismus mitunter vielleicht als die »sexfreundlichste« Weltanschauung bezeichnen. Manche daoistischen Strömungen vertreten die Auffassung, dass Sex zum Erkennen des Dao, also zur höchsten aller Erkenntnisse führen kann. Allgemein vertreten wird jedoch die Ansicht, dass sexuelle Praktiken und Riten zum Aufbau von Qi, also von Lebensenergie, dienen. Sie sollte einst zum ewigen Leben verhelfen.

Daher gibt es auch Techniken, die männliche Ejakulation nicht zu verschwenden, denn mit ihr geht, so die Daoisten, auch Lebenskraft verloren. Der Mann soll entweder einen ejakulationsfreien Orgasmus bekommen oder die Ejakulation in seine Blase umleiten.

Nymphenfantasien

Fantasiereisen

Dieses Kapitel ist eine fantastische, fast poetische Reise in das schöne Reich der Erotik und Lust. Es ist ein Reich des Lichts und der Unschuld, Sie können sich deshalb getrost entspannen und in diese Welt eintauchen. Sie werden Welten entdecken, in denen es keine Ichbezogenheit mehr gibt und die freie Liebe eine Selbstverständlichkeit ist – eine Liebe, die nicht mehr aus dem Geist, sondern aus der Einheit des Seins kommt. Hier finden Sie Ihr wahres, erotisches Selbst. Sie können sich mit dieser Fantasie auch jederzeit in eine meditative Entspannung versetzen. Diese wird eine heilende Kraft auf Ihre Sexualität ausüben und Sie mit liebevollen und schönen Empfindungen beglücken.

Was sind Nymphen? Nymphen sind mythologische Naturgeister, wunderschön und sinnlich. Sie sind Kraftwesen, die Liebe und Erotik ausstrahlen. Im Abendland sind es die Nymphen, in der hinduistischen Mythologie die Apsaras, die symbolisch für Liebesfähigkeit und Erotik stehen. Indem wir sie visualisieren, können wir sie benutzen, um uns mit Liebe und Lust aufzutanken.

Tauchen Sie einfach in diese Fantasie ein, und befreien Sie sich von Ihrem rationalen Denken. Sie erreichen so pure Entspannung, ähnlich wie bei einem autogenen Training.

Wir können uns oft nicht unserer Fantasie hingeben, wir empfinden Scham, weil wir glauben, etwas Kitschiges zu tun, und das passt nicht zu unserem analytischen Selbstbild. Wir sind blockiert. Doch versuchen Sie einfach einmal, angenehmen Fantasien nachzuhängen – auch als Mann! Eine solche Erfahrung ist nicht nur etwas für verträumte Frauen, es wird Ihnen auf jeden Fall guttun.

Das Nymphenreich – sexuelle Erfrischung

Stellen Sie sich ein unberührtes, naturbelassenes Reich vor, mit murmelnden Bächlein und schönen Lichtspiegelungen. Sie liegen auf dem Boden, es ist warm, und Sie entspannen sich, Ihre Gedanken sind ruhig, Sie genießen die frische Luft und ruhen sich aus. Keine unangenehme Geräuschkulisse, keine dröhnenden Autos, Sie müssen nichts erledigen, Sie vergessen Ihre vergangenen, oft schwierigen Erfahrungen, und auch die Zukunft verliert an Bedeutung. Sie lauschen dem Rauschen des Windes im Blattwerk und tauchen ein in das Verwöhnspiel von vielen anmutigen Wesen.

Diese Wesen sind rein und haben die Aufgabe, Ihnen Sinnlichkeit und Liebe zu schenken. Sie umschlingen Sie mit ihren feinen Körpern und liebkosen Sie zärtlich. Sie spüren ihre nackte und warme Haut, die Sie in eine sanfte Ekstase bringt. Vergessen sind alle Probleme und Sorgen, und Sie ergeben sich dem Liebesspiel völlig. Nur noch der Moment, die Berührungen und die energetischen Strömungen sind Ihnen bewusst. Sie lassen los, Ihre Muskeln entspannen sich. Sie nehmen streichelnde Hände und Füße wahr, Sie spüren kribbelnde Zungen, die an Ihrem ganzen Körper auf und ab wandern und so Ihre Lust entfalten. Sie werden geliebt, und Sie verspüren göttliche Lust, haben aber nicht das Bedürfnis, zu handeln oder diesen Moment festzuhalten. Sie sind einfach nur da, und Sie sind ganz Liebe. Eine Brise krault Sie sanft im Haar, und energiegeladene Hände liebkosen jede Stelle Ihres immer lebendiger werdenden Leibes. Nichts muss getan werden, um mehr Lust zu erzeugen, denn sie ist einfach da und hat bereits Ihren ganzen Körper in Wärme gehüllt. Sie sind innerlich wie äußerlich vollkommen präsent und merken, wie die sexuelle Energie Ihres Unterleibes sich mit Ihrem Herzen verbindet. Sie erhalten ein völlig neues, ganzheitliches Körpergefühl, Sie empfinden keine Trennung mehr, denn Sie sind vollkommen verschmolzen mit Händen, Körpern und Zungen. Ihre Energie pulsiert und dehnt sich weiter aus, Sie sind ruhig und Ihre Arme, Beine, Gelenke völlig entspannt. Sie haben das Gefühl, dass Ihr Kopf frei ist und Sie nicht an der sinnlichen Hingabe und erotischen Lust hindert. Sie sind ganz und nehmen jegliche Regung wahr. Sie waren noch nie so erotisiert, Sie sind die pure Ekstase. Sie sind eine Einheit der Liebe. Ihre Negativität, Ihre Erinnerungen lösen sich in diesem einen Augenblick auf, und Sie merken, wie die allumfassende Energie Ihnen neue Kraft spendet. Sie wünschen sich, dass dieser Moment ewig währt, doch Sie verspüren nicht die Lust, nach ihm zu greifen. Es gäbe auch nichts, wonach man greifen könnte, denn alles ist bereits völlig erfüllend. Sie lieben die Natur um sich herum und lieben das Sein an sich, Sie spüren eine tiefe Dankbarkeit für Ihr Leben. Ihr kleines Ich ist nicht mehr existent, während Sie von den Nymphen liebkost werden. Alles ist weich und fließend, nichts scheint zu stocken, es gibt keine falschen Bewegungen, alles ist ein kontinuierlicher Fluss der Liebe, Lust und Seligkeit. Ihre Sexualität fließt frei, sie entfaltet sich und dehnt sich weiter aus. Sie empfinden, wie die Energie aus dem Unterleib befreit wird, Sie haben keine Blockaden mehr, Sie fühlen sich wie Wasser, gleichzeitig aber auch verwurzelt, während Sie liegend mit Ihren Händen die Erde spüren. Sie erkennen, wie Ihr erotischer Urzustand ist, Sie empfinden bewusst, dass dieser Moment wahr, schön und gut ist. Sie wissen, dass alles Sie sind, und machen keinen Unterschied mehr zwischen Ihnen und den Nymphen. Sie sind Energie, und Ihr Körper ist von ihr beseelt. Es herrscht kein Ungleichgewicht mehr zwischen Körper und Geist, alles ist so, wie es eigentlich sein sollte. Keine Schmerzen, nur lustvolle Liebe. Sie spüren das Sein an sich und tauchen ein in Ekstase. Sie sind belebt und haben das Bedürfnis, die ganze Lust und Liebe, die Sie empfinden, auszudrücken und zu teilen. Sie entdecken Ihr wahres, liebendes Ich, und es fühlt sich so angenehm, so wahr an, als gäbe es nichts anderes. Sie lieben, Sie sind Liebe, Sie sind Lust und Sie sind lustvoll. Alle Worte sind unbedeutend, denn Sie fühlen, wie es ist, einfach nur da zu sein, sich dem Moment und der Liebe hinzugeben, sich vom Liebestanz mitreißen zu lassen. Ihr Becken ist warm und voller vibrierender Energie, Sie spüren das Leben wie nie zuvor, und Sie fühlen, wie Ihr Körper eine wundervolle Kraft ausstrahlt. Sie sind vollkommen glücklich. Sie kommen wieder zu sich, erfrischt und entspannt, voller Lebendigkeit, und eine tiefe, allumfassende Liebe und Freude strömt durch Sie hindurch. Sie sind ganz in der Gegenwart. Ihr Geist macht sich nicht selbstständig und belästigt Sie nicht mit Problemen und Gedanken. Sie erleben eine Stabilität und Sicherheit wie noch nie zuvor. Nichts kann Sie erschüttern.

Sie werden sich nach dieser Reise erfrischt und voller Energie fühlen. Vorausgesetzt natürlich, Sie konnten sich entspannt darauf einlassen.

Eine ähnliche Reise können Sie auch zusammen mit Ihrem Partner machen, wenn Sie abends im Bett liegen. Ein solches Erlebnis wird Sie in Lust und Liebe miteinander verbinden. Sie können natürlich auch allein reisen, zusammen ist es aber schöner.

Das eben beschriebene Nymphenreich ist eine Welt, die von absoluter Liebe erzählt. Sie ist frei von den egoistischen Bedürfnissen des Menschen, hier ist alles von purer, sinnlicher und energetischer Liebe und Lust bestimmt. Fantasiereisen in diese Welt der Lust sind heilsam. Sie sind sehr anregend und lassen uns entspannen. Sie verbinden uns wieder mit unserem Körper und mit unserer Liebesfähigkeit. Dabei stellen diese Reisen für uns eine Quelle der völligen Regeneration dar.

Vielleicht werden Sie denken, dass angesichts der nüchternen Realität eine solche Welt ein rein eskapistischer Traum ist. Vielleicht haben Sie damit auch recht, aber darauf kommt es nicht an. Das Erleben einer solch ideellen Welt führt zu einer Bewusstseinsentwicklung.

Träume allein reichen aber nicht aus. Wir müssen vielmehr die Welt annehmen und uns weiterentwickeln durch ständige Konfrontation mit dem Irdischen, wir müssen durch das Irdische hindurch unseren Weg finden, durch unseren Schmerz, durch unsere Emotionen und durch die Schwierigkeiten in der Gesellschaft.

Übungen

Zum Abschluss dieses Buches finden Sie hier eine Reihe einfacher Übungen.

Diese Übungen sollen Ihnen dabei helfen, die Theorie in die Praxis umzusetzen, Ihre Lust und Liebesfähigkeit zu kultivieren, negative Emotionen aufzulösen und achtsam zu sein. Alle Praktiken entfalten im Rahmen des im Buch vorgestellten Konzepts ihren Sinn und sind für die tägliche Anwendung geeignet. Hier ist eine Auflistung der verschiedenen Praxisbereiche:

1. Achtsamkeit
2. Liebe empfinden
3. Erdungsübungen
4. Körperbewusstsein
5. Umgang mit Emotionen
6. Sex und Lust

1. Achtsamkeit

Bei den Achtsamkeitsübungen lernen wir, jeden Moment bewusst zu erleben. Wir schulen unsere Aufmerksamkeit und befreien uns von dem Strom unserer quälenden Gedanken. Wenn wir achtsam sind, kultivieren wir automatisch Liebe und Lust. Wir werden frei im Kopf und öffnen wieder unseren inneren Raum, um von da aus alle unsere Qualitäten wahrzunehmen.

Achtsamkeitsmeditation

Bei der Achtsamkeitsmeditation können wir aufgerichtet im Lotossitz sitzen oder uns bequem auf den Rücken legen. Wir beobachten auf entspannte Weise unsere Atemzüge. Wenn unsere Aufmerksamkeit von dem bewussten Verfolgen des Atmens abschweift, kehren wir sanft wieder dahin zurück. Das Zählen der Atemzüge ist eine mögliche Methode, sich auf die Meditation einzustimmen, und kann die Aufmerksamkeit erleichtern. Achten Sie darauf, das Gleichgewicht zwischen Konzentration und Loslassen zu finden. Bei zu starker Konzentration auf den Atem kann es zu einer übermäßigen Ansammlung von Energie im Kopf kommen. Die Folgen sind Kopfschmerzen, Schwindel und das Gefühl, »nicht mehr mit beiden Beinen auf der Erde zu stehen«. Um

Nebenwirkungen des Nicht-geerdet-Seins zu vermeiden und sich nach der Meditation nicht allzu schwammig zu fühlen, empfiehlt es sich, seinen Atem und seine Aufmerksamkeit auf die Körperregionen zwischen der Beckenschale und dem Steißbein zu richten. Jene Regionen des Körpers sind für unsere Verwurzelung mit der physischen Welt und für unsere Standfestigkeit verantwortlich. Die Verlagerung der Aufmerksamkeit auf diese Bereiche hilft uns dabei, Empfindungen der Apathie, Verwirrung und Bodenlosigkeit in Stabilität, Freude und Lust umzuwandeln.

Wir können unsere Aufmerksamkeit auch auf ein sogenanntes Mantra richten. Wir wiederholen dann das Mantra in unserem Geiste und gehen vor wie bei der Atemübung.

Achtsamkeit können wir auch in unserem Alltag kultivieren. Egal was Sie tun, ob Sie spazieren gehen, einkaufen oder arbeiten: Versuchen Sie stets, aufmerksam bei der Sache zu sein und sich, wenn Sie gedanklich von Ihrer Tätigkeit abschweifen, dessen bewusst zu werden. Sie lernen nicht nur, die Dinge effektiver zu tun, Sie werden auch weniger Stress haben, weil Sie stets gegenwärtig bei der Sache sind.

2. Liebe empfinden

Diese Übungen dienen der Reinigung unseres Herzens, Sie üben, bewusst Liebe zu erzeugen, Ihr Herz offen zu halten und zu verzeihen. Auch eine erfüllende Sexualität wird gefördert, Sie werden von Blockaden befreit, die Ihren Liebesfluss hemmen.

Tonglen (Mitgefühl erwecken)

Tonglen ist eine Übung aus dem tibetischen Buddhismus und wunderbar dafür geeignet, Mitgefühl und Liebe zu erwecken. Die Übung basiert auf der Wechselwirkung zwischen Nehmen und Geben.

Prozess des Nehmens: Visualisieren Sie bei der Einatmung, dass Sie das Leid von anderen Menschen aufnehmen. Dabei kann es sich um verschiedene Formen von Leid handeln. Sie können sich nahe Verwandte, Freunde oder fremde Menschen auf der ganzen Welt vorstellen. Wichtig ist, dass Sie den seelischen oder körperlichen Schmerz, den jene Menschen erleiden oder erlitten haben, authentisch und wahrhaftig mitfühlen.

Prozess des Gebens: Beim Ausatmen bündeln Sie all Ihre Liebesfähigkeit, Ihr ganzes positives Empfinden und Licht und senden es anschließend in die Welt und zu den leidenden Menschen hinaus.

Zu Beginn könnte Ihnen diese Übung vielleicht schwerfallen, schließlich wird erst einmal niemand annehmen, dass es heilsam wäre, das Leid anderer aufzunehmen und sein eigenes Glück in die Welt zu befördern. Doch gerade dadurch kann Tonglen seine wahrhaft reinigende Wirkung entfalten. Durch die unendliche Weite des selbstlosen Handelns können Sie Ihre eigenen negativen Emotionen in grenzenloses Mitgefühl umwandeln. Sie beginnen, mit Liebe Ihr Herz zu öffnen, und schaffen so Raum für spirituelle Entfaltung. Tonglen ist darüber hinaus eine Achtsamkeitsübung, die Ihren Geist beruhigt und Ihre Aufmerksamkeit schult. Natürlich eignet sich Tonglen auch dafür, Ihr eigenes Leid anzunehmen und Mitgefühl für sich selbst zu entwickeln.

Eigenliebe entwickeln

Verzeihen Sie sich selbst, und nehmen Sie sich in den Arm. Versuchen Sie aktiv Mitgefühl (kein Mitleid!) für sich selbst zu empfinden. Schmunzeln Sie über vergangene Taten, für die Sie sich lange Zeit geschämt haben. Fühlen Sie auch, dass Ihre Schwachstellen und Ihr Nicht-perfekt-Sein absolut menschlich sind. Schenken Sie Ihren guten Seiten Aufmerksamkeit, schließlich haben Sie sich lange genug kritisiert und infrage gestellt. Kultivieren Sie nun Ihre liebenswerten Seiten! Eine tief verankerte

Eigenliebe wirkt sich positiv auf die Liebesfähigkeit aus. Wenn Sie sich selbst lieben, können Sie Liebe nicht nur geben, sondern auch offenen Herzens annehmen.

Offenhalten des Herzens

Hier geht es darum, die eigenen emotionalen Reaktionen auf Angriffe oder Verletzungen bewusst zu beobachten. Statt Ihrer Wut sofort freien Lauf zu lassen, sollten Sie sich Ihrem Schmerz widmen. Betrachten Sie das Druckempfinden in Ihrem Herzen, die aufkommende Angst vor Verlust und Ohnmacht. Werden Sie sich Ihres Schmerzes bewusst! Fühlen Sie in die Schmerzregion hinein, und versuchen Sie dadurch, die als unangenehm empfundene Energie aufzulösen, bevor Sie sich dazu entschließen, sich abzuschotten und auf die Verletzung mit Wut und Vorwürfen zu reagieren.

Verzeihen lernen

Unangenehme und schmerzhafte Situationen werden schnell verdrängt und in das Unterbewusstsein abgeschoben, doch verdrängter Schmerz hemmt den freien Liebesfluss ungemein und belastet darüber hinaus Ihre Gesundheit. Versuchen Sie, die als schmerzhaft erfahrenen Momente bewusst nachzuempfinden, und beobachten Sie Ihre körperlichen Reaktionen. Wenn Sie Wut empfinden, dann empfinden Sie Wut, lassen Sie sie wieder ins Bewusstsein gelangen und gewinnen Sie Ihre Energien zurück. Wenn Sie es geschafft haben, Ihre Wut zu integrieren, versuchen Sie, der Person, die Ihnen den Schmerz zugefügt hat, von ganzem Herzen zu verzeihen. Fühlen Sie sich auch in sie hinein, und empfinden Sie das Leid dieser Person, egal wie schwer es Ihnen fällt. So lernen Sie, Ihren Verdruss gegenüber dem anderen in heilsames Mitgefühl zu verwandeln. Dieses Mitgefühl heilt dann auch Ihre eigenen Wunden.

3. Erdungsübungen

Erdungsmeditation

Gehen Sie zuerst genauso vor wie bei der Achtsamkeitsmeditation. Statt jedoch nur Ihre Atmung zu beobachten, versuchen Sie nun, in Ihren Beckenbereich zu atmen. Empfinden Sie diesen Bereich bewusst, versuchen Sie, Ihr Steißbein und Ihre Sitzhöcker mit Ihrer Atmung zu beleben. Visualisieren Sie beim Ausatmen, dass Ihre Energie über Ihre Beine bis zu den Füßen nach unten weicht und dort in die Erde fließt. Wiederholen Sie das Ganze. Sie werden nach einiger Zeit des Übens einen zunehmenden Druck an Ihrem Steißbein und Ihrem Becken fühlen.

Die aus der Übung resultierende Erdung verschafft Ihnen Stabilität und stellt das Vertrauen in den Lauf der Dinge wieder her. Auch Ihre Sexualität beginnt, wieder frei zu fließen, Sie fühlen sich wohl und in sich zu Hause.

Tanzen zu rhythmischer Musik

Die Erdung wird von rhythmischer Musik und dem dazugehörigen Tanz ungemein unterstützt. Hören Sie sich irdisch-archaische Trommelmusik an und fangen Sie an, dabei wild zu tanzen. Sie werden merken, wie Sie Ihre Blockaden förmlich abschütteln und Ihre Verwurzelung mit der Erde aktivieren. Sie werden ein Kribbeln an Ihrem Steißbein fühlen! Sie werden eine tiefe Stille empfinden, einen tiefen Frieden. Ihr ganzes Sein wird sich mit der Erde verbunden fühlen.

Verweilen in der Natur

Der nagende und lärmende Geräuschpegel der Stadt hat Sie erschöpft, und Sie haben den erdenden Kontakt zur Natur verloren? Gehen Sie nach draußen, in den Wald oder in einen stillen Park. Lassen Sie sich dabei auf keinen Fall von schlechtem Wetter abschrecken, gehen Sie auch bei Regen hinaus! In der Natur zu verweilen, auf der Erde zu sitzen, einen rauschenden Bach, den Wind oder das Meer zu hören, kann sehr heilsam auf ein gestörtes Verhältnis zum eigenen Körper und zu unserem Erdendasein wirken. Die Natur versetzt Sie in einen menschlichen Urzustand. Sie fühlen eine tiefere Verbindung zum Urgrund des Seins. Sie werden geerdet und haben das Gefühl, von der Welt geleitet zu werden.

4. Körperbewusstsein

Körpermeditation

Bei der körperorientierten Meditation versuchen Sie, mit den Bereichen Ihres Körpers wieder in Kontakt zu kommen, die Sie durch Ihre Kopflastigkeit vernachlässigt haben. Sie untersuchen Ihren Körper achtsam, Sie fühlen von Kopf bis Fuß all Ihre Körperpartien. Lenken Sie den Atem auf die unteren Körperbereiche, und heben Sie so Beengungen und Spannungen auf. Sie erlangen hierdurch ein ganzheitliches Körperempfinden und erleben Ihren Körper nicht mehr als etwas von Ihnen Getrenntes. Bestimmte, als unangenehm oder schmerzhaft empfundene Stellen des Körpers können Sie besonders sorgfältig untersuchen. Versuchen Sie, unmittelbar in Ihren Schmerz hineinzugehen und ihn mit all seinen Facetten wahrzunehmen. Es kann passieren, dass der Schmerz so zunächst sogar noch stärker wird. Schließlich werden Sie ihn jedoch durch das bewusste Wahrnehmen integrieren und erlösen können.

Körperbewusstsein in jedem Augenblick

Nehmen Sie noch in diesem Moment und während Sie diese Zeilen lesen, Verbindung zu Ihrem Körper auf. Atmen Sie in Ihr Becken hinein, und spüren Sie den entstehenden Druck. Versuchen Sie, wenn Sie etwas lesen, auch Ihre Augen wahrzunehmen. Wenn Sie etwas schreiben: Fühlen Sie auch Ihre Hände und Finger. Schließlich ist nicht einzig und allein Ihr Kopf beim Akt des Schreibens beteiligt. Lassen Sie Ihren Körper nicht allein! Verlieren Sie sich nicht in Unachtsamkeit! Wenn Sie stark in einen Vorgang involviert sind, der Ihre gedankliche Aufmerksamkeit verlangt, besinnen Sie sich immer wieder zurück auf Ihren Körper. Sie werden sich wohl fühlen nach Beendigung Ihrer kopflastigen Arbeit, und nicht mehr das Gefühl haben, völlig ausgelaugt und erschöpft zu sein.

Spazierengehen

Eine sehr einfache Übung ist das Spazierengehen. Doch gerade diese »Übung« erlaubt es Ihnen, alle an ihr beteiligten Körperprozesse achtsam wahrzunehmen. Gehen Sie nach draußen, und versuchen Sie, sich nicht in Ihren Gedanken und Grübeleien zu verlieren. Werden Sie stattdessen gewahr, wie Ihr ganzer Körper auf der Erde lastet und wie sich Ihre Beine bewegen. Sie werden eine neue, entspannende Qualität des Spazierengehens entdecken und sich in Ihrem ganzen Körper wohl fühlen.

Gegenseitige Massagen

Sich in seinem Körper richtig zu entspannen und als Paar wieder in Liebe zueinanderzufinden, dafür empfiehlt sich eine gegenseitige Massage. Seien Sie kreativ! Massieren Sie Ihrem Partner den Nacken, ziehen Sie ihn zärtlich an den Haaren, und kneten Sie ihm die Beine. Bei einer Massage können sich sowohl der Masseur als auch der Massierte selbst entspannen. Genießen Sie es, Ihren Partner zu massieren, und genießen Sie es, massiert zu werden! Durch diese Wohltat an ihrem Körper empfinden Sie eine völlige Entspannung. Während der Massage können Sie sich passiv hingeben und alle Sorgen und Gedanken des Tages abfließen lassen. Sie verwurzeln sich in Ihrem Körper und werden wunderbar geerdet. Bei dieser Übung kommt es weniger auf eine professionelle Technik des Massierens an als vielmehr auf die energetisierenden Hände, die uns neue Kraft geben.

Den eigenen Körper entdecken

In einer Zeit, in der wir häufig nur auf unseren Kopf hören, gerät unser Körper zunehmend in Vergessenheit. Schenken Sie mit dieser Übung Ihrem Körper die nötige Aufmerksamkeit. Er wird Ihnen zutiefst dankbar sein! Legen Sie sich entspannt auf das Bett, und beginnen Sie, unschuldig Ihren ganzen Körper zu entdecken. Tasten Sie sich voran, und berühren Sie Ihren Bauch und Ihren Brustbereich. Spüren Sie, wie Ihr Körper sich anfühlt. Entdecken Sie seine Einzigartigkeit, und geben Sie ihm Liebe! Durch die eigenen Berührungen kommen Sie wieder in Kontakt mit Ihrem Körper und empfinden ihn als etwas zu Ihnen Gehörendes und untrennbar mit Ihnen Verbundenes. Genießen Sie die vertraute Einzigartigkeit Ihres Körpers, und Sie werden sich herrlich entspannen. Wiederholen Sie diese Übung ruhig öfter, denn sie balanciert Ihr Körperbewusstsein aus. Sie fühlen sich danach tief im eigenen Leib verwurzelt und werden nicht mehr von Ihren Gedanken gequält.

5. *Umgang mit Emotionen*

Emotionale Blockaden sind hinderlich für ein vollständiges Empfinden von Liebe und Lust. Hier werden zwei effektive Übungen gezeigt, mit denen es Ihnen gelingt, sie loszuwerden.

Absichtliche Steigerung der Emotionen

Wenn Sie wütend sind, versuchen Sie, diese Emotion direkt und bewusst wahrzunehmen, unterdrücken Sie nichts. Steigern Sie langsam Ihre Wut, bis Sie innerlich zu brodeln beginnen, werden Sie immer zorniger, und spüren Sie, wie sich das Gefühl in Ihrem Körper ausbreitet. Schreien Sie, fühlen Sie Ihre ganze Wut. Wenn Sie sich danach wieder ruhig hinlegen und entspannen, werden Sie merken, dass sich die unerwünschte Emotion aufgelöst hat. Durch die absichtliche Steigerung des Gefühls haben Sie jede Nuance davon empfunden und anschließend losgelassen. Sie sind nun frei und können den entstandenen Freiraum für Ihr Liebes- und Lustempfinden nutzen. Diese Übung funktioniert übrigens genauso gut mit anderen Emotionen, wie Traurigkeit, Angst und Eifersucht.

Tanzen gegen schlechte Laune

Wenn Ihre Energien feststecken und Sie sich traurig, wütend oder lustlos fühlen, fangen Sie einfach an, wild zu tanzen. Achten Sie dabei nicht darauf, ob Ihre Bewegungen rhythmisch sind, sondern lassen Sie einfach Ihren ganzen Dampf ab. Schämen Sie sich nicht, sondern benehmen Sie sich wie ein wilder Affe. Das bringt Ihren Hormonhaushalt und Ihre Energien wieder in Schwung. Praktizieren Sie diese Übung, bis Sie vor Erschöpfung nicht mehr können. Ihre emotionale Blockade wird sich lösen und neue Lebenslust in Ihnen aufsteigen. Sie fühlen sich nach der Übung innerlich ruhig und ausbalanciert. Von Wut oder Traurigkeit fehlt nun jede Spur.

Direkte Konfrontation

Stürzen Sie sich voll in Ihre Wut, Angst und Verzweiflung. Versuchen Sie, nicht alles mit Ihrem analytischen Verstand zu bewerten und die Emotionen damit unter Kontrolle zu halten. Erkennen Sie die wahren Ursachen Ihrer Emotionen, indem Sie sie nicht rationalisieren, sondern in aller Tiefe spüren und akzeptieren. Versuchen Sie, die dunklen Energien nicht mit dem Verstand zu verdrängen, sondern gehen Sie voll in Ihre körperliche Erregung hinein. Vermeiden Sie dabei nichts! Wenn

Sie bei sich bleiben, werden sich emotionale Blockaden lösen, und Sie werden zu einer tiefen Ruhe gelangen. Sie werden zudem sehen, dass Ihre Angst und Ihre Wut keinesfalls so bedrohlich sind, wie es Ihnen Ihr Verstand zunächst weismachen möchte.

6. *Sex und Lust*

Bewusster Sex

Lassen Sie sich beim Sex voll und ganz auf Ihren Partner ein, spüren Sie den ganzen Körper des geliebten Menschen beim Liebesspiel und: Genießen Sie! Versuchen Sie, Sex nicht einfach nur als zu vollziehenden Akt zu betrachten, sondern als etwas Heiliges. Empfinden Sie bewusst, wie der Sex Ihnen neue Lebensenergie schenkt. Danken Sie Ihrem Partner mit Ihrer ganzen Liebe!

Orgasmus der Frau

Masturbieren Sie! In der Masturbation lernen Sie sich zu ent-spannen, also Ihre Spannungen loszulassen. Sie können sich ganz bewusst und achtsam streicheln, der darauf folgende Orgasmus befreit Sie von inneren Blockaden und lässt Sie mit einem wohligen Gefühl zurück.

Aktivierung des Unterleibes

Ihr Unterleib ist der Mittelpunkt Ihrer Lust. In der indischen Chakralehre wird diese Region des Körpers mit dem Sakralchakra in Verbindung gebracht. Visieren

Sie bei dieser Übung Ihr Tan Tien an, einen Punkt, der sich ungefähr 5 cm unter Ihrem Bauchnabel befindet. Atmen Sie bei Ihrer Entspannungsübung oder Meditation in diesen Punkt achtsam hinein. Legen Sie dabei Ihre Hand auf den Punkt, und setzen Sie die Meditation fort. Nach einiger Zeit des Übens werden Sie das Gefühl haben, dass Ihre Hand mit dem Unterleib verschmilzt. Es erfolgt ein wunderbarer Energieaustausch, der Ihre Spannungen aus dem Unterleib befreit und Sie mit neuer sexueller Energie versorgt.

Literaturempfehlungen

ian, Stephan: *Meditation für Dummies*, Weinheim 2007.

ayer, Hetty: *Finde dich selbst durch Meditation: Lese- und Übungsbuch*, Darmstadt 2007.

m, Erich: *Die Kunst des Liebens*, Berlin 2005.

Krishnamurti, Jiddu: *Einbruch in die Freiheit*, München 2009.

Maharshi, Ramana: *Sei, was du bist!: Die wichtigsten Unterweisungen des großen indischen Weisheitslehrers über das Wesen der Wirklichkeit und den Pfad der Selbstergründung*, 2001.

Wilber, Ken: *Mut und Gnade: Die Geschichte einer großen Liebe – das Leben und Sterben der Treya Wilber*, Frankfurt 2009.

– *Das Spektrum des Bewusstseins: Eine Synthese östlicher und westlicher Psychologie*, Reinbek bei Hamburg 1991.